肾移植随诊管理

——从手术到生活的360°问答

李　钢　叶俊生　孙忠蔚　主编

清華大学出版社
北　京

本书封面贴有清华大学出版社防伪标签，无标签者不得销售。
版权所有，侵权必究。举报：010-62782989，beiqinquan@tup.tsinghua.edu.cn。

图书在版编目（CIP）数据

肾移植随诊管理：从手术到生活的 360° 问答 / 李钢，叶俊生，孙忠蔚主编．—北京：清华大学出版社，2024.3（2025.4 重印）
ISBN 978-7-302-65930-3

Ⅰ.①肾… Ⅱ.①李… ②叶… ③孙… Ⅲ.①肾—移植术（医学）—问题解答 Ⅳ.① R699.2-44

中国国家版本馆 CIP 数据核字（2024）第 064859 号

责任编辑：孙 宇
封面设计：钟 达
责任校对：李建庄
责任印制：丛怀宇

出版发行：清华大学出版社
网 址：https://www.tup.com.cn，https://www.wqxuetang.com
地 址：北京清华大学学研大厦 A 座 邮 编：100084
社 总 机：010-83470000 邮 购：010-62786544
投稿与读者服务：010-62776969，c-service@tup.tsinghua.edu.cn
质量反馈：010-62772015，zhiliang@tup.tsinghua.edu.cn
印 装 者：三河市龙大印装有限公司
经 销：全国新华书店
开 本：165mm × 235mm 印 张：14 插页：1 字 数：206 千字
版 次：2024 年 5 月第 1 版 印 次：2025 年 4 月第 2 次印刷
定 价：198.00 元

产品编号：105448-01

主编简介

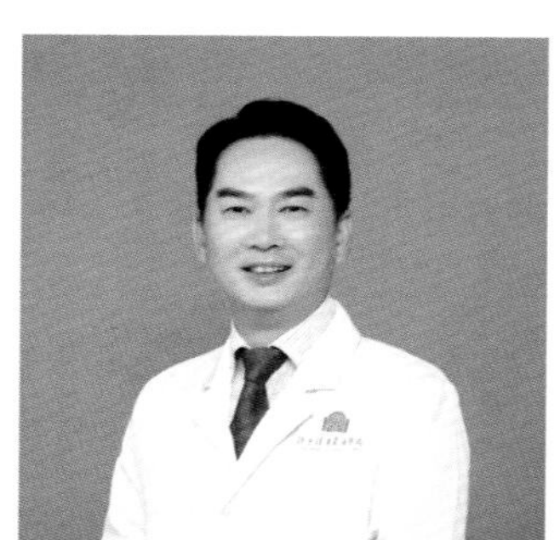

李 钢 2003年毕业于中国人民解放军第三军医大学临床医学七年制，2009年获医学博士学位。先后在中国人民解放军总医院泌尿外科、中国人民解放军总医院第八医学中心全军器官移植研究所、北京清华长庚医院器官移植中心肾移植科工作。从事肾移植20余年，参与完成肾移植手术2000余例，对肾移植手术及围手术期管理经验丰富，术后长期随诊亦有个人创新及特色。近5年完成的肾移植，术后1年人、肾存活率分别为99.43%和98.86%。擅长泌尿外科腹腔镜手术，在国际上首次提出“经腹横筋膜间隙入路腹腔镜手术”概念。主持国家、军队科研课题3项，获得省部级科学技术二等奖1项。发表SCI及统计源期刊论著30余篇，参编著作3部。现为《中华实验外科杂志》特约编委。

主编简介

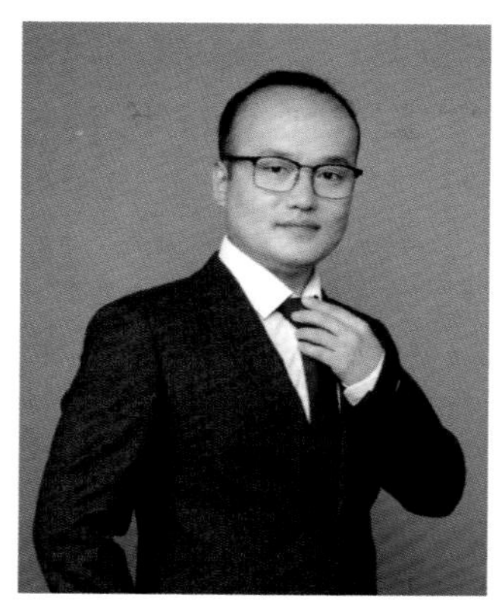

叶俊生 2004年毕业于中国人民解放军第一军医大学临床医学七年制，工作于南方医科大学南方医院肾移植科。2010年获得外科学博士学位。2011—2014年于美国西北大学器官移植中心完成博士后研究工作。2021年入职北京清华长庚医院。从事肾移植工作以来，完成肾移植1000余例，擅长肾移植手术与围手术期管理，在肾移植术后长期管理上有丰富经验。主要研究方向为肾移植术后体液性排斥反应的防治、BK病毒相关肾病的防治、移植肾体外灌注与保存新技术等。主持国家自然科学基金及省部级科研基金6项，发表高水平SCI论文20余篇，获广东省科学技术二等奖1项。现为中国医疗保健国际交流促进会肾移植分会委员、中国生物医学工程学会透析移植分会委员、北京医学会器官移植分会委员、《器官移植》杂志编委。

主编简介

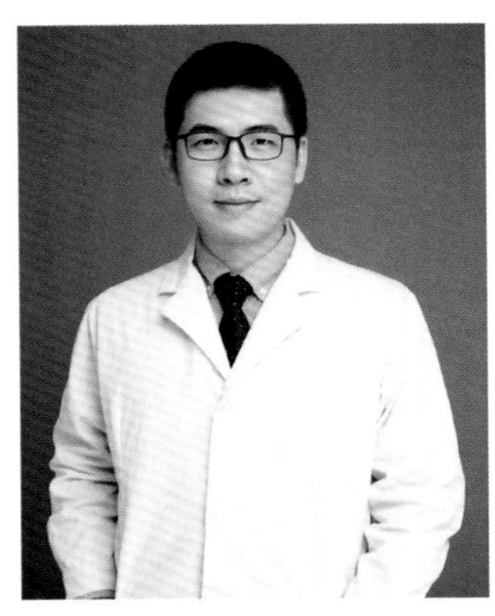

孙忠蔚　男，医学硕士，主治医师。本科毕业于中国人民解放军第二军医大学临床医学专业，硕士毕业于中国人民解放军医学院（301 医院）外科学专业。曾就读于全军器官移植研究所，主要研究方向为肾移植术后 BK 病毒肾病。现就职于解放军联勤保障部队第 967 医院。荣立个人三等功 1 次，荣获四有优秀文职人员嘉奖 2 次。主要从事肾移植术后随访管理及泌尿外科相关临床科研工作，在肾移植术后患者精细化管理方面有丰富经验。发表论著 6 篇，参与省级课题 1 项，参编著作 1 部。

副主编简介

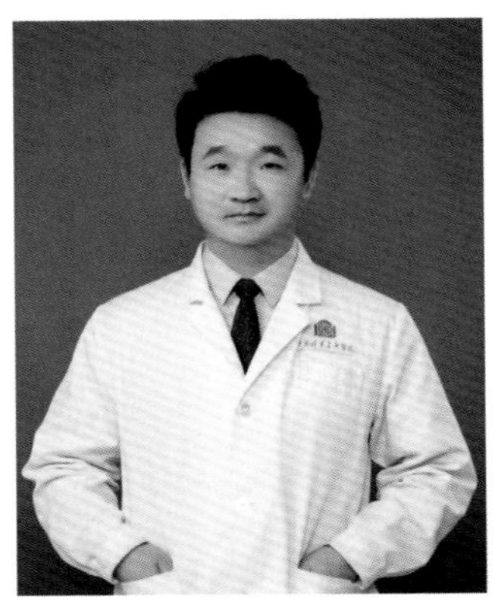

解俊杰　2012 年毕业于中国人民解放军医学院（301 医院）泌尿外科，目前四川大学华西临床医学院博士在读，副主任医师资格 /Attending 医师。曾在中国人民解放军第 309 医院器官移植研究所移植外科工作 10 年，2020 年 8 月入职北京清华长庚医院肾移植科。参与肾移植手术约 1000 台，主管完成肾移植手术约 500 台，擅长肾移植及肾移植围手术期全程精细化管理，复杂高危尿毒症患者肾移植术前评估及预处理；同时对于肾移植术后随访、免疫抑制剂调整、BK 病毒感染等并发症诊疗有独到见解。近年来以第一作者发表 SCI 论文 13 篇，作为第一发明人取得肾移植专利 4 项，参与首都临床特色应用研究项目等课题 4 项，参编肾移植著作 3 部。

副主编简介

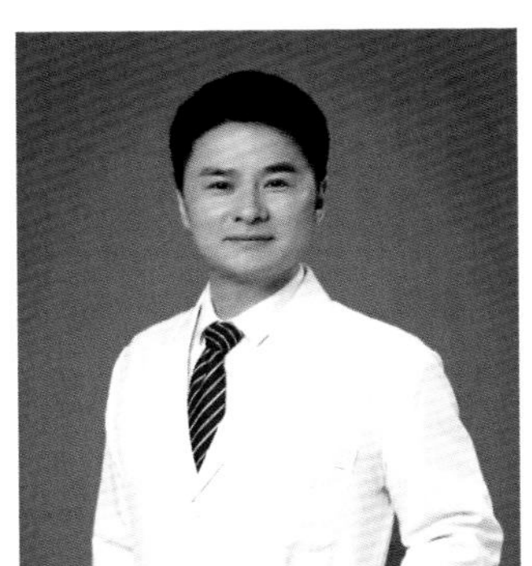

李　超　2013 年博士毕业于中国人民解放军医学院。毕业后在中国人民解放军总医院第八医学中心全军器官移植研究所移植外科工作。从事肾移植领域 20 余年，参与肾移植 3000 余例，擅长肾移植手术、围手术期管理、术后随访精准化调药、泌尿外科常见病的诊治。发表论著 10 篇，SCI 论文 5 篇，参编著作 3 部。

副主编简介

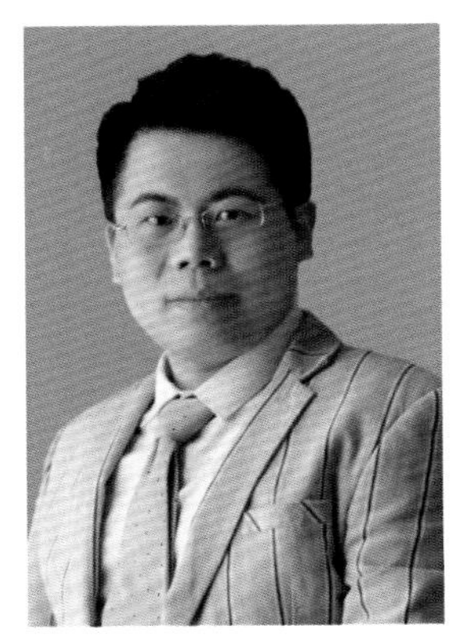

王洪阳　2016 年博士毕业于中山大学。先后在郑州大学第一附属医院肾脏移植科、青岛大学肾脏移植科工作。从事肾移植 10 余年，参与肾移植手术约 2000 例，完成肾移植手术 200 余例，对肾移植手术、围手术期管理、术后随访有丰富的临床经验。在近 5 年完成的肾移植手术中，术后 1 年人、肾存活率均超过 95%。以第一作者和通讯作者发表 SCI 论文 6 篇，参编著作 1 部。

编 委 会

主　审　于立新　卢　倩

主　编　李　钢　叶俊生　孙忠蔚

副主编　解俊杰　李　超　王洪阳

编　者　（按姓氏拼音顺序）

白志杰（北京清华长庚医院器官移植中心肾移植科）
陈　琳（北京清华长庚医院普通外科）
丁振山（中日友好医院泌尿外科）
关兆杰（郑州人民医院器官移植中心）
冀召帅（北京清华长庚医院药剂科）
李　超（解放军总医院第八医学中心泌尿外科）
李　钢（北京清华长庚医院器官移植中心肾移植科）
李　娟（南方医科大学护理学院）
林芬望（北京清华长庚医院器官移植中心肾移植科）
卢　倩（北京清华长庚医院器官移植中心）
史　屹（北京清华长庚医院器官移植中心肾移植科）
舒　文（北京清华长庚医院器官移植中心肾移植科）
宋继勇（北京清华长庚医院器官移植中心肝移植科）
孙忠蔚（联勤保障部队第九六七医院泌尿外科）
唐　倩（宣武医院老年病医疗研究中心）

王洪阳（青岛大学附属医院肾脏移植科）
王晓晶（北京清华长庚医院内分泌科）
向　伟（北京清华长庚医院心内科）
解俊杰（北京清华长庚医院器官移植中心肾移植科）
药　晨（解放军总医院第八医学中心胸外科）
叶俊生（北京清华长庚医院器官移植中心肾移植科）
于立新（北京清华长庚医院器官移植中心肾移植科）
张　维（北京清华长庚医院药剂科）
张博伦（北京清华长庚医院器官移植中心肾移植科）
赵文惠（北京清华长庚医院内分泌科）
邹晓昭（北京清华长庚医院全科医学科）

序

肾脏疾病终末期的患者需要接受肾脏替代治疗，包括透析或者肾移植。透析的毒素和水分排泄能力远不如肾脏本身，因此透析患者仍处于一种严重的毒素和水蓄积状态，总体来说生活质量较差、并发症较多。肾移植可以恢复患者的肾脏功能，包括排泄功能、内分泌功能等，因此成功的肾移植可以极大地提高患者的生活质量。目前中国大型移植中心的 1 年肾移植受者存活率普遍超过 95%，世界上肾移植受者存活时间最长的已超过 50 年（单次肾移植），中国肾移植受者存活时间最长的达到 45 年。

同时也需要认识到，对于肾移植受者而言，手术的成功只是迈出了坚实的第一步。由于术后需要终身服用免疫抑制剂，长期服药也会带来持续的、累积的毒副作用，影响人、肾健康。因此，术后由专业医生指导、规律服药、定期复诊、保持健康生活方式等，是延长人、肾存活时间的关键。遗憾的是，有很多肾移植受者对随诊的认识不充分、理念不正确，遇到问题也没有及时获得专业的指导，导致肾移植术后一两年甚至数月就出现移植肾失功，实在令人惋惜。

为了增进肾移植受者对术后随访的认识和重视，提高肾移植术后的人、肾存活率，提高患者本人及家庭的生活质量，我们对随访过程中遇到的常见问题进行归纳总结，共同努力编写了这本《肾移植随诊管理——从手术到生活的 360° 问答》。本书力求囊括与肾移植相关的各方面问题，包括肾移植相关科普、术前准备、围手术期管理、术后随访等，是目前较为全面的肾移植术后随访管理类书籍。本书集科普与专业为一体，适宜的阅读人群不仅包括准备进行肾移植和已经接受肾移植的患者，还包括参与随访管理的患者家属和家庭医生。

知识需要不断更新和发展。在本书编撰期间，经历了新冠疫情，虽然国内早期采取的清零政策对移植患者是非常重要的保护，但是在国内新冠病毒防疫政策调整后，器官移植患者面临着新的危机。本书同样包含了肾移植受者新冠病毒感染相关最新研究成果。

希望读者能够从本书中获益，积极地参与到术后随访中来。您的参与是我们不断前进的动力。

2023 年 10 月

前 言

肾移植是公认的终末期肾脏疾病的最佳治疗手段。随着手术技术的成熟和新型免疫抑制剂的普遍应用，肾移植的近期存活率有了显著提高，国内大中心 1 年移植肾存活率普遍超过 95%。肾移植远期存活率也在逐渐改善，多数中心 10 年移植肾存活率能超过 50%，但仍有较大的提升空间。追求更好的肾移植远期存活率，是移植医师努力的目标。

对于肾移植受者而言，成功的肾移植手术，只是“万里长征的第一步”。肾移植受者需要终身规律服用免疫抑制剂，因免疫抑制不足导致的排斥反应和因免疫抑制过度引起的感染，一直是肾移植受者面临的主要风险。而且，随着受者存活时间的延长，长期服用免疫抑制剂带来的多种并发症，例如移植后新发糖尿病、高血压、高脂血症、高尿酸血症、恶性肿瘤等，也影响着移植受者和移植肾的长期存活。其中，动脉硬化性心血管疾病，已经成为肾移植受者死亡的首要原因，这都对肾移植医师和受者提出了新的挑战。

肾移植受者想要获得长时间、高质量的人、肾存活，不仅需要自身查得勤、盯得紧，还需要与肾移植医师长期配合，出现问题早发现、早处理。肾移植医师不仅需要全面的知识、与时俱进的理念，也需要对患者病史的充分了解。在我国大多数医院里，肾移植医师还要兼任泌尿外科工作，这使得他们的工作更加繁重，没有足够的时间、精力对每一位受者的问题给予回复，不能满足所有肾移植受者长期的、多学科的慢病管理需求。很多联系不上移植医师的受者，遇到问题，往往通过“别人说”“病友说”“专家说”“网上说”等渠道，获得错误信息，从而导致严重后果，令人惋惜。

上述问题，催生了笔者编写本书的想法。笔者在长期的肾移植工作中，几乎每天都利用碎片时间，通过电话、短信或网络等方式，回复肾移植受者的各种问题。一方面，绝大多数受者在肾移植术后的不同阶段，具有一些共性问题；另一方面，笔者也深切感受到这些受者对于及时、准确、专业指导的迫切需求。

因此，笔者把近些年与肾移植受者的问答，总结归纳起来，汇编成册。一方面，希望能够给广大的肾移植受者提供一个可 24 小时随时查阅的“家庭医生”手册，帮助他们及时获得专业指导；另一方面，书中有大量笔者自己临床经验的总结，也希望抛砖引玉，与其他肾移植医师进一步交流学习，促进肾移植术后随访工作更好地发展。在此，要特别感谢好友张旭为本书绘制的精美插图。

由于笔者的经验不足、能力有限，书中难免有错漏之处，恳请各位读者批评、指正，衷心感谢。

2023 年 10 月

目　录

第一章　了解肾脏…………………………………………………… 1

1. 肾脏在人体什么位置？ ………………………………………… 1

2. 正常肾脏的大小是多少？ ……………………………………… 2

3. 肾脏的体表投影在哪儿？ ……………………………………… 2

4. 肾脏周围有什么结构保护着肾脏？ …………………………… 2

5. 肾脏表面有哪些结构？ ………………………………………… 3

6. 肾脏有什么生理功能？ ………………………………………… 3

7. 肾脏是如何生成尿液的？ ……………………………………… 4

8. 肾脏分泌哪些物质？有什么功能？ …………………………… 6

9. 一个肾脏能够满足人体需要吗？ ……………………………… 7

10. 除肾脏外泌尿系统还包括哪些器官？ ………………………… 7

第二章　了解尿毒症………………………………………………… 9

11. 什么是肾功能衰竭、尿毒症？ ………………………………… 9

12. 哪些疾病可以发展成肾衰竭、尿毒症？ ……………………… 9

13. 如何评估肾功能？ …………………………………………… 10

14. 肾功能恶化到什么程度会发病？ …………………………… 10

15. 慢性肾功能不全可分为几期？ ……………………………… 10

16. 肾衰竭为什么会影响到其他器官？ ………………………… 11

17. 尿毒症患者有哪些症状？ …………………………………… 12

18. 肾功能不全患者为什么要调整饮食？ ……………………… 16

19. 肾脏病患者应遵循什么饮食原则？ ………………………… 16

20. 尿毒症有哪些治疗方法？ …… 18

第三章 血液透析和腹膜透析 …… 19

21. 什么是血液透析？ …… 19
22. 血液透析前为什么要建立血管通路？ …… 19
23. 为什么说动静脉内瘘是最佳血管通路？ …… 19
24. 动静脉内瘘成形手术是怎样做的？ …… 20
25. 血液透析的过程是怎样的？ …… 21
26. 血液透析有哪些并发症？ …… 21
27. 什么是腹膜透析？ …… 21
28. 腹膜透析前为什么要留置腹膜透析管？ …… 21
29. 腹膜透析适用于哪些人群？ …… 22
30. 腹膜透析的过程是怎样的？ …… 22
31. 腹膜透析有哪些并发症？ …… 22
32. 什么时候开始透析治疗？ …… 22
33. 血液透析、腹膜透析和肾移植的优缺点各有哪些？ …… 22

第四章 肾移植的历史 …… 25

34. 为什么说器官移植是医学皇冠上的明珠？ …… 25
35. 影响器官移植发展的三项技术是哪些？ …… 25
36. 什么是排斥反应？ …… 29
37. 如何避免排斥反应？ …… 29
38. 免疫抑制剂的发展经历了哪些阶段？ …… 30
39. 器官移植分为哪几类？ …… 31
40. 世界第一例成功的肾移植是怎样的？ …… 32
41. 中国肾移植的发展如何？ …… 33

第五章 了解肾移植 …… 35

42. 什么是肾移植？ …… 35
43. 哪些患者适合做肾移植？ …… 35
44. 哪些患者不适合做肾移植？ …… 36
45. 供体肾脏来源有哪些？ …… 37
46. 什么是器官捐献？ …… 38

47. 成为器官捐献志愿者的登记手续有哪些？ …………………… 38
48. 活体器官移植需要满足什么条件？ ……………………………… 38
49. 活体肾移植和器官捐献肾移植哪个效果更好？ ……………… 39
50. 活体供肾者有何风险？ ………………………………………… 40
51. 活体器官移植需要准备哪些手续和材料？ …………………… 41
52. 肾移植时机如何选择？ ………………………………………… 41
53. 移植肾放在患者体内的什么部位？ …………………………… 42
54. 肾移植位置为什么要选择在髂窝？ …………………………… 42
55. 肾移植前需要切除原有的病肾吗？ …………………………… 43
56. 移植左肾好还是右肾好？ ……………………………………… 43
57. 决定肾移植成功与否的因素有哪些？ ………………………… 44
58. 移植肾可以存活多久？ ………………………………………… 44
59. 在决定肾移植后，患者需要经历怎样的流程？ ……………… 45
第六章　供肾者的术前评估……………………………………… 46
60. 供肾者有什么要求？ …………………………………………… 46
61. 供肾者术前评估的内容有哪些？ ……………………………… 46
62. 供肾者需要筛查哪些疾病？ …………………………………… 46
63. 供肾者为什么要全面体检？ …………………………………… 47
64. 供肾者术前检查项目包括哪些？ ……………………………… 47
65. 为什么要进行组织配型？ ……………………………………… 47
66. 组织配型都有哪些项目？ ……………………………………… 48
67. 活体供肾者需要做哪些心理准备？ …………………………… 50
第七章　亲属活体供肾摘取术及围手术期护理………………… 51
68. 亲属供肾首选哪一侧肾脏？ …………………………………… 51
69. 供肾摘取术前有哪些术前准备？ ……………………………… 51
70. 供肾摘取术的手术方式是怎样的？ …………………………… 52
71. 供肾术后身上留有几根管子，有什么作用？ ………………… 52
72. 供肾者术后何时可以进食？ …………………………………… 53
73. 供肾者术后何时可以下床活动？ ……………………………… 53
74. 供肾者术后几天可以拆线？ …………………………………… 53

75. 供者捐肾后身体会变得虚弱吗？ …………………………… 53
76. 供肾者出院后需要注意些什么？ …………………………… 54
第八章　肾移植受者的术前准备…………………………………… 55
77. 肾移植受者入院后需要经历哪些检查？ ……………………… 55
78. 准备做肾移植的尿毒症患者，检查发现体内有 PRA 抗体怎么办？ …………………………………………………… 55
79. 肾移植术前需要透析吗？ …………………………………… 56
80. 肾移植术前评估一定要做冠脉 CT 造影检查吗？ ………… 56
81. 肾移植受者术前需要准备哪些物品？ ……………………… 57
82. 肾移植受者将要面临的风险有哪些？ ……………………… 57
83. 受者术前需要做哪些心理准备？ …………………………… 58
84. 手术当日需要配合医护人员完成哪些准备工作？ ………… 58
85. 肾移植术前就已经开始使用免疫抑制药物了吗？ ………… 59
第九章　肾移植手术……………………………………………… 60
86. 一个完整的肾移植团队有哪些成员？ ……………………… 60
87. 肾移植手术采取什么麻醉方式？ …………………………… 60
88. 肾移植手术需要输血吗？ …………………………………… 60
89. 肾移植手术过程是怎样的？ ………………………………… 61
90. 肾移植手术要多长时间？ …………………………………… 61
91. 肾移植手术结束后身上会留有哪些根管子，都有什么作用？ ……………………………………………… 62
第十章　肾移植术后早期护理…………………………………… 63
92. 肾移植术后为什么最好进入 ICU 隔离监护？ ……………… 63
93. 肾移植术后需要监测的指标有哪些？ ……………………… 63
94. 肾移植术后服用的免疫抑制剂包括哪些？ ………………… 64
95. 肾移植术后何时可以进食？ ………………………………… 64
96. 肾移植术后早期饮水饮食需要注意什么？ ………………… 65
97. 肾移植术后多久可以下床活动？ …………………………… 65
98. 肾移植术后早期活动有哪些好处？ ………………………… 65
99. 什么是肾移植术后多尿期？ ………………………………… 66

100. 为什么有些患者肾移植术后仍然少尿或无尿？ ……………… 66
101. 肾移植术后部分患者的血肌酐为什么不能降至正常水平？ …… 66
102. 什么样的患者肾移植术后容易恢复不好、恢复慢？ ……… 67
103. 肾移植术后如何保持大便通畅？ ……………………………… 67
104. 肾移植术后如何预防下肢静脉血栓？ ……………………… 67
105. 肾移植术后多长时间可以出院？ …………………………… 68

第十一章　肾移植术后复诊随访 ………………………………………… 69

106. 肾移植术后定期复诊随访有何意义？ ……………………… 69
107. 肾移植术后需要多久复诊一次？ …………………………… 69
108. 肾移植术后复查的内容有哪些？ …………………………… 70
109. 肾移植术后的乙肝 / 丙肝患者复查需要注意什么？ ……… 70
110. 肾移植术后查淋巴细胞亚群，结果怎么看？ ……………… 71
111. 抽血检查里的 C- 反应蛋白指标有什么作用？ ……………… 71
112. 肾移植术后多久可以闭合动静脉内瘘或拔除腹膜透析管？ … 72
113. 肾移植术后，随访间隔和内容如何把控？ ………………… 72

第十二章　肾移植术后患者院外自我监测 ……………………………… 73

114. 院外自我监测很重要吗？ …………………………………… 73
115. 院外自我监测都包含哪些项目？ …………………………… 73
116. 自我监测需要注意哪些发生排斥反应的信号？ …………… 74
117. 我如何记住这么多需要做的事情？ ………………………… 74

第十三章　肾移植术后药物管理 ………………………………………… 75

118. 肾移植术后为什么要终身服用免疫抑制剂？ ……………… 75
119. 目前常见的免疫抑制剂都包括哪些药物？ ………………… 75
120. 环孢素的药理作用、不良反应、注意事项都有哪些？ …… 77
121. 他克莫司的药理作用、不良反应、注意事项都有哪些？ … 77
122. 影响他克莫司药物浓度的药物都有哪些？ ………………… 81
123. 糖皮质激素的药理作用、不良反应、注意事项有哪些？ … 81
124. 肾移植术后患者免疫维持治疗期间，激素服多少剂量合适？ …………………………………………………………… 83
125. 肾移植术后，服用醋酸泼尼松片或甲泼尼龙片有无差别？ … 83

126. 我是一个多囊肝 / 肝炎 / 肝功能不全的患者，我想好好保护我的肝脏。书上说，泼尼松和甲泼尼龙，两者活化程度不同，应用泼尼松后，其需要在肝脏进行活化后才能被机体利用。而甲泼尼龙则不需要经过肝脏的活化便可直接被机体利用。我是否应该把醋酸泼尼松换成甲泼尼龙，以减轻肝脏负荷？…… 84
127. 肾移植术后，激素已经减量到 2 片，但是仍自觉水、钠潴留作用明显，怎么办？长期吃利尿剂，还是激素进一步减量？…… 84
128. 霉酚酸酯的药理作用、不良反应、注意事项有哪些？…… 84
129. 西罗莫司的药理作用、不良反应、注意事项有哪些？…… 85
130. 咪唑立宾的药理作用、不良反应、注意事项有哪些？…… 86
131. 抗胸腺细胞免疫球蛋白的药理作用、不良反应、注意事项有哪些？…… 86
132. 为何要监测免疫抑制剂的血药浓度？…… 87
133. 血药浓度监测频率是多少？…… 87
134. 各种免疫抑制剂血药浓度监测的内容和要求有哪些？…… 87
135. 肾移植术后，他克莫司和环孢素的目标血药浓度分别是多少？…… 88
136. 如何判断是否发生了与免疫抑制药物相关的不良反应？… 88
137. 肾移植的不同阶段如何选择免疫抑制剂？…… 89
138. 服用免疫抑制剂需要注意什么？…… 89
139. 漏服了免疫抑制药物该怎么办？…… 90
140. 有哪些避免漏服或错服药物的小窍门？…… 91
141. 服用免疫抑制剂后出现呕吐怎么办？…… 91
142. 出现药物相关痤疮，该怎么办？…… 92
143. 出现药物相关腹泻，该怎么办？…… 92
144. 出现药物性高血压，该怎么办？…… 92
145. 出现药物性高血糖，该怎么办？…… 93
146. 出现药物性高血脂，该怎么办？…… 93
147. 出现药物性高尿酸，该怎么办？…… 94

148. 出现药物相关的四肢震颤，该怎么办？ …………………… 94
149. 出现药物相关骨痛或骨质疏松，该怎么办？ ……………… 94
150. 出现药物相关牙龈增生，该怎么办？ …………………… 95
151. 如何预防肾移植术后药物相关的皮肤癌的发生？ ………… 95
第十四章 肾移植术后饮食指导……………………………………… 96
152. 肾移植术后需要养成哪些良好的饮食习惯？ ……………… 96
153. 肾移植术后选择食物的原则是什么？ …………………… 96
154. 如何决定每天食物的种类和数量？ ……………………… 97
155. 肾移植术后不能吃哪些食物？ ………………………… 100
156. 肾移植术后需要少吃哪些烹饪方式的食物？ ………… 102
157. 肾移植术后可以吃豆制品吗？ ………………………… 103
158. 肾移植术后出现肝功能异常，饮食需要怎样调整？ …… 103
159. 肾移植术后高血糖，饮食需要怎样调整？ …………… 104
160. 肾移植术后高血压，饮食需要怎样调整？ …………… 104
161. 肾移植术后高血脂，饮食需要怎样调整？ …………… 105
162. 肾移植术后高尿酸，饮食需要怎样调整？ …………… 105
163. 肾移植患者维持标准体重的好处有哪些？ …………… 106
164. 如何判断个人体重是否标准？ ………………………… 106
第十五章 肾移植术后体育锻炼………………………………… 107
165. 肾移植术后适当运动有何益处？ ……………………… 107
166. 肾移植术后多久可以进行运动锻炼？ ………………… 107
167. 肾移植术后体育运动有哪些注意事项？ ……………… 108
168. 肾移植术后，我能进行打篮球、踢足球、健身、跳健身操等剧烈运动吗？ …………………………… 108
169. 运动的频率、时间和强度怎样选择？ ………………… 109
170. 如何判断运动强度？ …………………………………… 109
第十六章 肾移植术后性生活和生育………………………… 110
171. 肾移植术后何时可以恢复性生活？ …………………… 110
172. 免疫抑制药物对性功能是否有影响？ ………………… 110
173. 肾移植术后性生活有哪些注意事项？ ………………… 110
174. 肾移植患者可以怀孕吗？ ……………………………… 111

175. 肾移植术后避孕最好选择什么方法？ …… 111
176. 肾移植术后是否可以生育？ …… 112
177. 肾移植术后怀孕可能有哪些风险？ …… 112
178. 肾移植患者可以正常分娩吗？ …… 113
179. 肾移植患者可以母乳喂养吗？ …… 113
180. 肾移植术后多久，男性可以备孕？ …… 113

第十七章　肾移植术后并发症 …… 115

181. 什么是并发症？ …… 115
182. 肾移植术后的常见并发症都有哪些？ …… 115
183. 什么是排斥反应？ …… 116
184. 排斥反应的分类、临床表现和治疗方法有哪些？ …… 116
185. 诱发排斥反应的因素有哪些？ …… 117
186. 排斥反应有哪些预警症状？ …… 117
187. 如何预防排斥反应？ …… 118
188. 什么是移植肾穿刺活检？ …… 118
189. 哪些人需要做移植肾穿刺活检？ …… 119
190. 移植肾穿刺前需要做哪些准备？ …… 119
191. 移植肾穿刺后有哪些注意事项？ …… 120
192. 移植肾穿刺活检有哪些并发症？ …… 120
193. 肾移植术后伤口有液体渗出正常吗？ …… 120
194. 肾移植术后血管并发症有哪些？ …… 121
195. 移植肾动脉狭窄是否可以逆转？ …… 122
196. 肾移植术后尿路并发症有哪些？ …… 122
197. 肾移植术后切口并发症有哪些？ …… 123
198. 什么是移植肾功能延迟恢复？ …… 124
199. 发生了移植肾功能延迟恢复怎么办？ …… 125
200. 肾移植术后为什么容易并发感染？ …… 125
201. 造成肾移植术后感染的常见病原体有哪些？ …… 125
202. 肾移植术后哪些部位容易发生感染？ …… 126
203. 术后不同时期的肾移植术后感染有哪些特点？ …… 126
204. 肾移植术后肺部感染如何处理？ …… 126

205. 什么是肾移植术后伊氏肺孢子菌肺炎? …………………… 127
206. 肾移植术后出现泌尿系感染应该怎么办? ………………… 128
207. 肾移植后高血压如何处理? …………………………………… 128
208. 肾移植后糖尿病如何处理? …………………………………… 133
209. 肾移植术后高脂血症如何处理? ……………………………… 139
210. 肾移植后高尿酸血症如何处理? ……………………………… 142
211. 肾移植后高同型半胱氨酸血症如何处理? ………………… 145
212. 肾移植后红细胞增多症如何处理? ………………………… 145
213. 肾移植后骨质疏松如何处理? ……………………………… 146
214. 肾移植后甲状旁腺功能亢进如何处理? …………………… 148
215. 肾移植后药物性肝损伤如何处理? ………………………… 149
216. 肾移植后恶性肿瘤如何处理? ……………………………… 150
217. 慢性移植物肾病如何处理? ………………………………… 151
218. 容易在移植肾复发的肾脏原发病有哪些? ………………… 152
219. 移植肾丢失的主要原因有哪些? …………………………… 152
220. 什么情况下需要将移植肾切除? …………………………… 153
221. 肾移植术后血或者尿内发现 BK 病毒阳性,
问题严重吗? 怎么办? ………………………………… 153
222. 肾移植术后巨细胞病毒感染有什么危害? 怎么办? …… 154
第十八章 肾移植术后新冠感染等其他问题 ………………………… 155
223. 肾移植术后可以重返工作岗位吗? ………………………… 155
224. 肾移植术后可以养宠物吗? ………………………………… 155
225. 关于肾移植术后疫苗接种的问题? ………………………… 156
226. 肾移植术后接种新冠疫苗的效果如何? …………………… 159
227. 肾移植受者怎么减少新冠感染风险呢? …………………… 160
228. 肾移植受者感染了新冠, 怎么办? ………………………… 161
229. 肾移植受者感染新冠, 可以选择什么抗病毒药物? …… 162
230. 肾移植术后患者可能出现哪些变化? ……………………… 164
231. 肾移植术后个人卫生要注意什么? ………………………… 165
232. 肾移植术后为什么容易得口腔溃疡? 怎么处理? ……… 167
233. 肾移植术后感冒怎么办? …………………………………… 167

234. 肾移植术后为什么容易腹泻？怎么办？ …………………… 168
235. 肾移植术后出现白细胞减少，为什么？怎么办？ ……… 169
236. 肾移植术后患者，为什么白细胞水平偏高？ …………… 169
237. 肾移植术后发现睾丸肿大，但是不疼，是怎么回事？ … 169
238. 为什么肾移植术后夜尿会增多？ ……………………… 170
239. 有的肾病合并糖尿病患者，开始血液透析后血糖反而正常了，做了肾移植后血糖又开始升高了，请问这是为什么？ …………………………………………………… 170
240. 肾移植术后出现胆红素增高，是什么原因呢？ ……… 170
241. 肾移植术后一段时间内仍自觉体内水多，是不是激素的作用？ ……………………………………………… 171

第十九章　儿童肾移植和联合移植……………………… 172

242. 什么是儿童肾移植？ …………………………………… 172
243. 儿童终末期肾病有什么特点？ ………………………… 172
244. 哪些儿童不适合做肾移植？ …………………………… 172
245. 儿童肾移植的手术时机如何选择？ …………………… 173
246. 肾移植术前不进行透析有哪些好处？ ………………… 173
247. 哪些情况下需要在术前切除原有病肾？ ……………… 173
248. 儿童肾移植术前的疫苗接种怎么进行？ ……………… 174
249. 儿童肾移植与成人相比手术方面有哪些特殊性？ …… 175
250. 儿童是不是更容易发生排斥反应？ …………………… 176
251. 儿童肾移植在免疫抑制药物应用方面有何特点？ …… 176
252. 肾移植对儿童生长发育有什么影响？ ………………… 176
253. 影响儿童移植肾长期存活的因素有哪些？ …………… 177
254. 肝肾联合移植适合哪些患者？ ………………………… 177
255. 肝肾联合移植的手术特点？ …………………………… 178
256. 肝肾联合移植手术风险大吗？ ………………………… 178
257. 肝肾联合移植分期做好还是同期做好？ ……………… 178
258. 肝肾联合移植的免疫学特点？ ………………………… 178
259. 移植肝对移植肾起保护作用机制是什么？ …………… 179

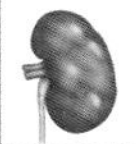

260. 肝肾联合移植免疫抑制剂方案与肾移植相比有什么不同？…… 179
261. 肝肾联合移植远期预后如何？…… 179
262. 胰肾联合移植适合哪些患者？…… 179
263. 胰肾联合移植的手术特点？…… 180
264. 胰腺移植的风险大不大？…… 180
265. 做肾移植的患者如果同时有糖尿病，都需要移植胰腺吗？…… 180
266. 胰肾联合移植的免疫学特点？…… 181
267. 胰肾联合移植免疫抑制剂方案与肾移植相比有什么不同？…… 181
268. 胰肾联合移植需要胰腺和肾脏同时做吗？…… 181
269. 是否可以单独接受胰腺移植，治疗糖尿病？…… 181
270. 胰肾联合移植效果怎么样？…… 182
第二十章　二次或多次肾移植…… 183
271. 患者可以进行多少次肾移植？…… 183
272. 再次移植的风险主要有哪些？…… 183
273. 降低 PRA 的方法有哪些？…… 183
274. 何时是再次肾移植的最佳手术时机？…… 184
275. 对丧失功能的移植肾如何处理？…… 185
276. 再次肾移植需要哪些术前准备？…… 185
277. 再次肾移植的手术操作有哪些不同？…… 185
278. 再次肾移植的肾存活率有多少？…… 186
附　录
附录一　住院期间监测记录表…… 187
附录二　院外随访记录表…… 189
附录三　缩略词表…… 191
参考文献…… 193

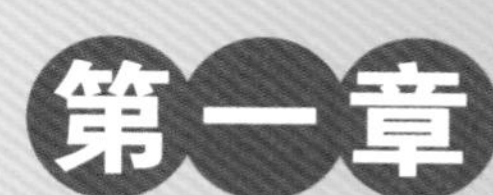

了解肾脏

1. 肾脏在人体什么位置?

肾脏是位于脊柱两侧，紧贴腹后壁的一对形似蚕豆的实质器官。人们将肾脏俗称为“腰子”，但是“腰子”的位置并不在所谓腰部，而是更高，大致位于人体第 11 胸椎至第 3 腰椎之间，部分被肋骨覆盖，因此在体表很难触及。由于肝脏大部分位于身体右侧，右肾较左肾略低 1 ~ 2 cm（图 1-1、图 1-2）。

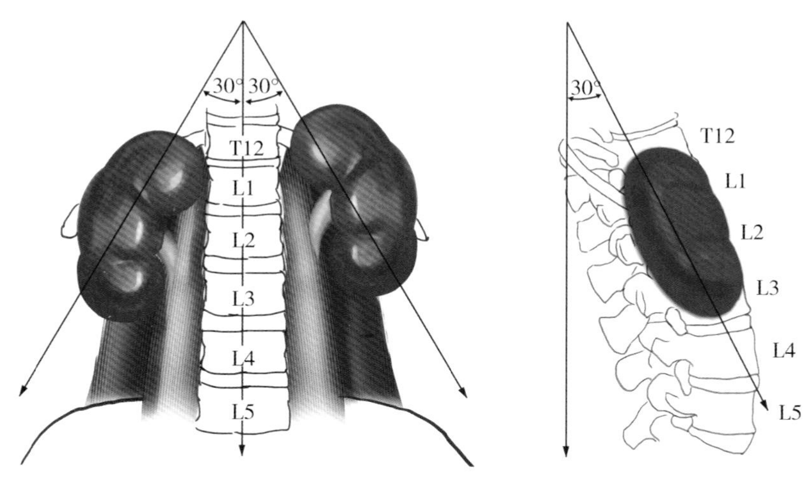

图 1-1　肾脏位置（前面观和侧面观）

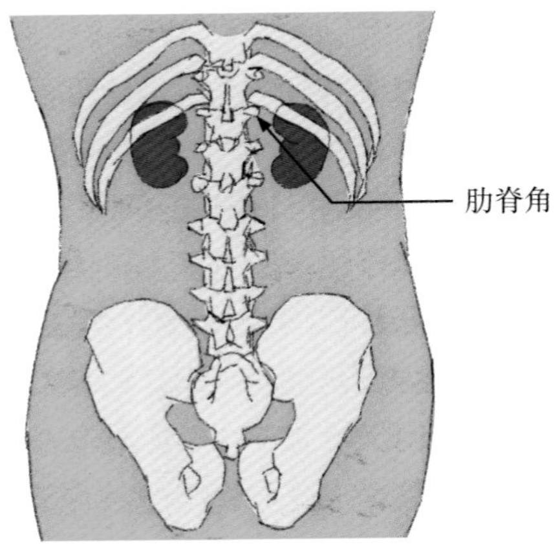

图 1-2　肾脏位置（后面观和肋脊角）

2. 正常肾脏的大小是多少?

肾脏大小因人而异，成人单个肾脏大小为长 10 ～ 12 cm，宽 5 ～ 6 cm，厚 3 ～ 4 cm，重 120 ～ 150 g，类似拳头大小，一般左肾较右肾稍长。慢性肾脏病患者的肾脏常常萎缩，小于正常水平。若单侧肾脏患病导致肾脏萎缩，另一侧健康肾脏可代偿性增大。

3. 肾脏的体表投影在哪儿?

肾脏在体表的投影位置大致相当于两侧肋脊角，即第 12 对肋骨与脊柱连接处的夹角。当肾脏发生病变时，此处可有压痛或叩击痛。双手从后方撑住腰部时，手掌的位置就和肾脏的位置十分接近。

4. 肾脏周围有什么结构保护着肾脏?

肾脏虽然紧贴身体后部，但是由直接击打造成的损伤较少。一方面由于人体的骨骼和腰背部肌肉起到保护作用，肾脏前方有腹部肌肉及腹腔内脏器作为缓冲，后方有腰大肌支撑；另一方面由于肾脏周围还包裹着一层

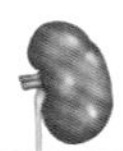

脂肪，像加厚睡袋一样将肾脏保护起来。烧烤中我们吃到的“肥腰”就是由羊肾和包裹其表面的脂肪一起烤制而成的。

5. 肾脏表面有哪些结构？

肾动脉、肾静脉、输尿管是肾脏与人体相连的三条通道，也是肾移植手术中需要移植医生缝合连接的部位。肾脏在内侧通过肾动脉、肾静脉血管分别与腹主动脉和下腔静脉相连接，下方通过输尿管与膀胱相连。肾动脉、肾静脉、输尿管以及淋巴管和神经等结构出入肾脏的部位位于肾内侧缘中部的凹陷，称为肾门（图 1-3）。

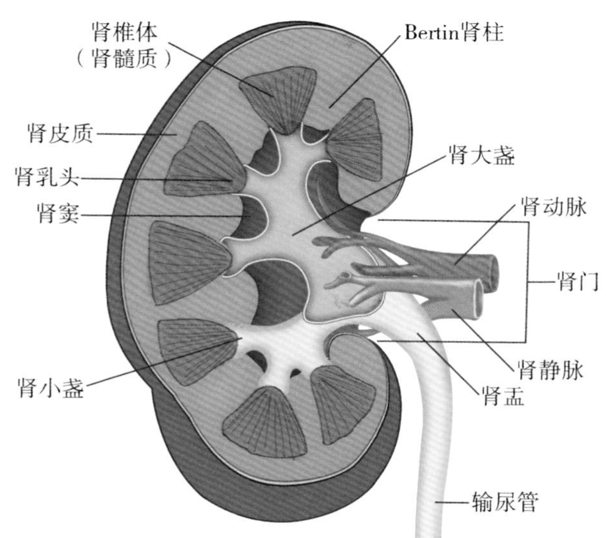

图 1-3　肾脏结构纵切面

6. 肾脏有什么生理功能？

肾脏的生理功能主要包括两个方面：泌尿功能和内分泌功能。

水是生命之源，人体内的细胞时刻都浸润在液体环境中。成年人身体的 55% ~ 60% 是水，维持水的平衡是维持人体正常生理功能最重要的任务之一。人体中水的来源主要有三个：饮水、饮食、人体自身代谢产生的水。水的排出主要包含四个途径：排尿、排便、排汗、呼吸中排出的水汽。其中，排尿是最重要的排水途径，也是肾脏最重要的功能之一。如果由于肾脏疾病造成泌尿功能受损，那么多余的水在体内不能排出，会造成如水肿、高血压等十分严重的后果。

同时，肾脏也是一个内分泌器官，可以合成和释放肾素、促红细胞生成素、激肽、前列腺素，促进维生素 D 的转化。这些激素和维生素在维持人体生理功能方面发挥着至关重要的作用。

此外，肾脏还能为机体提供能量，在血糖过低的情况下，氨基酸等营养物质可在肾脏内转化为葡萄糖。

7. 肾脏是如何生成尿液的？

肾脏生成尿液的过程就是对血液的过滤过程。肾单位是尿液生成的基本功能单位，由肾小体和肾小管两部分组成。肾小体又可分为肾小球和肾小囊。

肾小球是由毛细血管扭曲缠绕形成的团状毛细血管网。肾小球恰似一个滤网，流经肾小球的血液在此处经选择性过滤，去除血液中的血细胞和大分子蛋白质后，滤入肾小囊中形成原尿。但这只是尿液形成的第一步，所谓原尿并不是人体最终排出的尿液，原尿中除了没有血细胞和蛋白质外，其成分与血液几乎一致。健康成人每分钟两肾生成的原尿量称作肾小球滤过率（glomerular filtration rate，GFR），正常成人的肾小球滤过率平均为 125 mL/min，按此计算，每天经两肾滤过生成的原尿循环总量可达 180 L。

要形成最终的尿液，还需要依赖于肾小管和集合管的选择性重吸收，对原尿的成分进行调节和浓缩。原尿中的营养物质被重新回收入血，包括全部的葡萄糖和氨基酸。经浓缩后，99% 的水以及其中溶解的钠、钾、钙、氯、碳酸氢根离子等电解质也重新被吸收入血液，只有 1% 的水和多余的无机盐成为终尿被排出体外，180 L 原尿经重吸收后，最终正常人每昼夜排出尿量（终尿）约 1.5 L（图 1-4）。在临床中，医生可根据尿量的多少判定

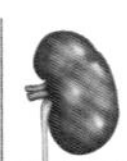

肾脏受损的程度，将全天尿量＜ 400 mL 称为少尿，将全天尿量＜ 100 mL 称为无尿。

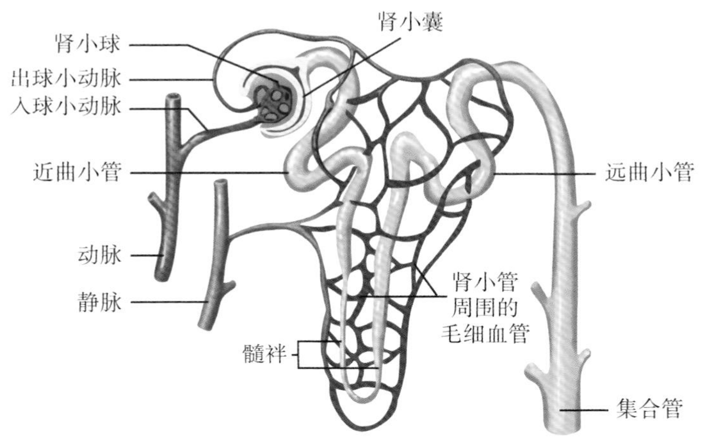

图 1-4　肾单位结构及尿液的生成

需要注意的是，肾小管和集合管对各种物质的吸收是有极限的，若葡萄糖浓度超过 1.8 g/L，原尿中的葡萄糖则不能被完全重吸收，这就是糖尿病患者尿液中会出现葡萄糖的原因。

同时，肾小管与集合管还具有分泌、排泄的功能，可以将体内产生的代谢废物分泌、排泄至终尿内以排出体外。这些代谢废物包括 H^+、NH_3、NH_4^+、K^+ 和尿素、肌酸、肌酐等含氮物质。此外，很多进入人体的药物如青霉素、头孢菌素等也需要经过尿液排出体外。

排尿是 H^+ 和 K^+ 最主要的排泄途径，当肾功能严重受损时，H^+ 和 K^+ 不能排出，会造成酸中毒和高钾血症，严重者可危及生命。人体代谢会产生多余的 H^+，即酸性物质，通过人体正常的自身调节——排酸保碱，可以维持人体合适的酸碱度。正常人体血液 pH 是 7.35 ~ 7.45，这也是所谓“碱性体质”的由来，然而碱性体质实际上是十足的伪科学。人和人之间并不存在“酸、碱体质”之分，人体无论摄入何种食物，最终都会维持体内 pH 在 7.35 ~ 7.45。过分补碱不但无益于健康，反而会造成碱中毒，同样危及生命。顺其自然、均衡饮食才是科学养生的最佳选择。

8. 肾脏分泌哪些物质？有什么功能？

除泌尿功能之外，肾脏本身能产生多种具有生物活性的物质。

（1）肾素：肾素是由肾脏球旁细胞分泌、释放的一种蛋白水解酶，是肾素 – 血管紧张素 – 醛固酮系统的组成部分。该系统的主要功能是维持人体血压，水、电解质的平衡，人体内环境的相对稳定。

肾病患者往往伴有顽固性的高血压，称为肾性高血压。肾性高血压可分为容量依赖型高血压和肾素依赖型高血压两种。

前者是因为肾实质损害后，肾脏处理水、钠的能力减弱，从而导致水、钠在体内潴留，使血容量扩张，即发生高血压。后者发生高血压的机制则与肾素 – 血管紧张素 – 醛固酮系统有关。当肾实质损害、肾动脉狭窄或肾内灌注压降低时，都能刺激球旁细胞释放大量肾素，引起血管紧张素 Ⅱ 活性增高，使全身小动脉管壁收缩而产生高血压。肾素及血管紧张素 Ⅱ 又能促使醛固酮分泌增多，加重水、钠潴留，使血容量进一步增加。

（2）促红细胞生成素：促红细胞生成素（erythropoietin，EPO）又称红细胞刺激因子、促红素，是由 165 个氨基酸组成的糖蛋白，能够作用于骨髓造血干细胞，促进红细胞的生成。

EPO 主要由肾脏产生，少量由肝脏产生。因此，肾功能衰竭的患者常常伴有贫血的症状，且这类贫血极为顽固，无论患者如何补铁都无法得到改善，这就与肾病患者体内缺乏 EPO 有关。对于透析或不透析的肾病患者，均需要应用 EPO 提高或维持红细胞水平，减少对输血的依赖。但需要注意的是，EPO 不能代替急救输血。

（3）维生素 D_3：补充维生素 D 可以补钙的概念已为人们熟知，但维生素 D 实际上包含多种形式，真正发挥作用的维生素 D 形式是指 1,25– 二羟维生素 D_3。而维生素 D_3 的合成有赖于肾脏中的一类蛋白酶——1α– 羟化酶的作用。

维生素 D_3 的合成经历多个过程，首先由胆固醇在皮肤内经紫外线照射形成前体物质，而后依次在肝脏和肾脏内经过催化最终形成具有生物活性的维生素 D_3。每个环节都缺一不可，因此肾病患者的维生素 D_3 是严重

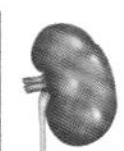

缺乏的。由于维生素 D_3 能够促进钙的吸收，所以维生素 D_3 的缺乏会导致儿童的佝偻病和成年人的软骨病。成人软骨病最常见的症状是骨痛和肌无力。

因维生素 D_3 缺乏造成的血钙浓度下降，还会影响另一个与钙代谢相关的腺体的功能，导致继发性甲状旁腺功能亢进，对人体构成进一步危害。

（4）前列腺素：前列腺素（prostaglandin，PG）广泛存在于任何动物体内的各种组织中，肾脏也可以产生前列腺素。但因其最先在精液中被发现，被误以为由前列腺分泌而得名。

前列腺素是一个大家族，包含很多成员，分布范围广，作用复杂。各成员间结构类似，发挥的作用迥异，但大都参与局部或全身血管活动的调节。前列腺素对泌尿系统的主要作用在于增加肾血流量，并促进排钠和利尿。肾脏是机体供血量最丰富的器官，安静状态下健康成人两肾的血液灌注量为 1200 mL/min，相当于心输出量的 20% ~ 25%，而肾脏仅占体重的 0.5% 左右。

9. 一个肾脏能够满足人体需要吗?

可以。但是存在肾脏寿命缩短的风险。肾单位不可再生，因此肾脏损伤、疾病或者正常老年化均会导致肾单位数量逐渐减少。40 岁以后，每 10 年肾单位数量将减少约 10%。

然而肾单位具有十分强大的代偿功能，损失 30% 肾单位时仍能保持肾功能的稳定，正常人仅需 1/3 数量的肾单位即可满足正常代谢功能，这也是仅移植一个肾脏就能满足人体功能需要的理论基础。但如果功能性肾单位数量降至 30% 以下，将发生肾衰竭；降至 10% 以下，将有生命危险。因此，当患者因肾功能受损就诊时，往往肾单位的数量已经严重减少，不能继续代偿人体需要了。

10. 除肾脏外泌尿系统还包括哪些器官?

泌尿系统由肾脏、输尿管、膀胱、尿道组成（图 1-5），各个器官各司其职，完成尿液从生成到排出的整个过程。肾脏主要负责尿液的生成，也是整个泌尿系统的核心器官。尿液产生后经由左右两侧输尿管不断运送到膀胱内。尿液的产生是持续不断的，而人的排尿是间断的，这是因为膀胱充当了储水囊的作用，当膀胱内尿液蓄积到一定程度后，引发尿意，膀胱收缩将储存于内的尿液经尿道排出体外。

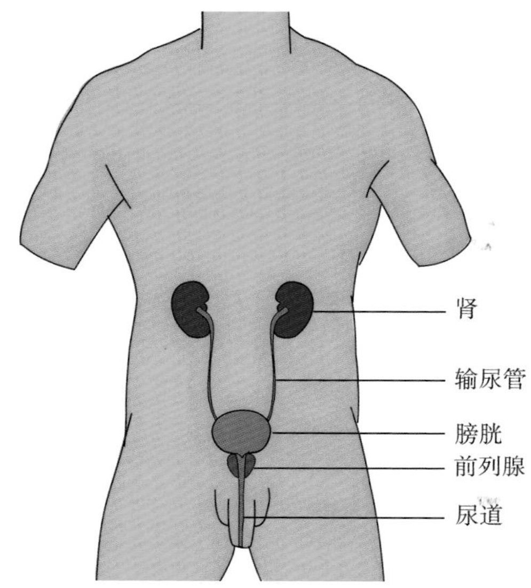

图 1-5　泌尿系统器官组成

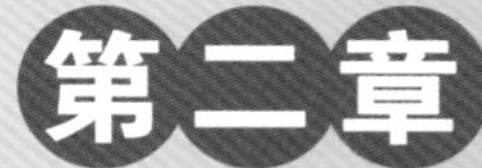

第二章 了解尿毒症

11. 什么是肾功能衰竭、尿毒症?

肾衰竭本身不是指代某一种疾病，而是指肾脏损伤、体内代谢废物不能排出体外，水、电解质、酸碱平衡紊乱，伴促红细胞生成素、活性维生素 D 缺乏，导致水肿、高血压、贫血、钙磷代谢紊乱的一种状态。当肾功能损害的程度逐渐发展到需要进行血液透析的终末期时，称为尿毒症。

我国目前慢性肾病的患病率为 10.8%，即每 10 个人中就有 1 人患有不同程度的慢性肾病。慢性肾衰竭发病率约为 100/100 万，即每 1 万人中就有 1 人因慢性肾病出现各种肾衰竭的临床症状，男、女发病率分别为 55% 和 45%，高发年龄为 40 ~ 50 岁。

12. 哪些疾病可以发展成肾衰竭、尿毒症?

在我国，慢性肾衰竭最主要的病因是原发性肾小球肾炎，以 IgA 肾病最为多见，其他原因包括局灶性节段性肾小球硬化症、膜性肾病等。在发达国家，糖尿病肾病、高血压肾小动脉硬化是主要病因，但近年来，这两种病因在国内有明显增高趋势，尤其在老年人群中。其他造成慢性肾衰竭的病因包括肾血管疾病（如肾动脉狭窄）、遗传性肾病（如多囊肾）、肾小管间质疾病（如慢性肾盂肾炎）、长期服用肾毒性药物（如龙胆泻肝丸）等。其他造成肾功能进行性恶化的因素包括：吸烟、高血糖、高血压、高血脂等。

13. 如何评估肾功能？

临床上评估肾功能主要依靠血液和尿液检验，在血液检验的指标中有三项用于评估肾脏功能：血肌酐、尿素氮和尿酸，俗称“肾功三项”。其中以血肌酐最为重要，也是肾内科医生及肾移植医生最关注的指标。血肌酐（serum creatinine，Scr）是肌肉在人体内的代谢产物，肌酐属于小分子物质，可自由经肾小球滤过进入尿液，而且在肾小管内几乎不被重吸收或分泌，因此血肌酐十分适合用于评估肾脏排泄功能。更重要的是，肌酐的产生不易受饮食影响，这与尿素氮和尿酸易受高蛋白或高嘌呤食物影响截然不同，这些都决定了在评估肾脏功能方面，血肌酐的诊断价值远高于尿素氮和尿酸。肾脏具有强大的代偿功能，只有当肾功能受损至正常肾功能的 1/3 时，血肌酐才会明显地升高。也正因为如此，绝大多数肾病患者首次发现患病，就已经处于比较严重的阶段。

14. 肾功能恶化到什么程度会发病？

正常成人 GFR 平均为 125 mL/min，但 GFR 会随着年龄增长不断降低。由于肾脏拥有极强的代偿能力，即便罹患肾脏疾病导致肾功能下降，只要维持 GFR ≥ 60 mL/min 就不会引起临床症状，此时的治疗重点是及时对肾病进行诊治，延缓疾病进展，并保护肾功能。当 GFR ＜ 60 mL/min，患者逐渐出现各种临床症状和并发症。

15. 慢性肾功能不全可分为几期？

根据肾病患者的肾功能水平（血肌酐水平）和 GFR 水平，可以将慢性肾功能不全（chronic renal failure，CRF）分为 4 期：肾功能代偿期、肾功能失代偿期、肾功能衰竭期和尿毒症期（表 2-1）。

（1）肾功能代偿期：临床上常无明显症状，多因体检发现。此时肾功能轻度受损，但仍能够清除机体的有害代谢产物。

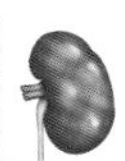

表 2-1　我国慢性肾衰竭分期及建议

CRF 分期	血肌酐（μmol/L）	GFR（mL/min）	防治目标及措施
肾功能代偿期	133 ~ 177	60 ~ 90	延缓肾病进展，降低心血管病风险
肾功能失代偿期	178 ~ 442	30 ~ 60	延缓肾病进展，治疗并发症
肾功能衰竭期	443 ~ 707	15 ~ 30	综合治疗，透析前准备
尿毒症期	≥ 707	＜ 15	肾脏替代治疗

（2）肾功能失代偿期：肾脏已不能完全清除机体代谢产生的垃圾，有害废物开始蓄积，出现贫血、恶心、食欲差等一系列中毒症状。

（3）肾功能衰竭期：肾脏清除体内有害代谢产物及排水功能明显下降，临床症状明显加重。

（4）尿毒症期：属于肾病终末期，肾脏功能已完全衰竭，酸中毒及水、电解质紊乱十分严重，全身各个器官系统均受影响。

16. 肾衰竭为什么会影响到其他器官？

肾脏除了泌尿功能外，还具有重要的“维稳”功能，负责维持整个机体内环境的稳态。因此，当肾脏出现病变时，机体内部多余的水不能及时排出，有毒代谢产物持续堆积，波及其他各个器官系统。

尿毒症症状及体内各器官系统损害的原因主要有：①肾脏排泄和代谢功能下降，导致水、电解质和酸碱平衡失调，如水、钠潴留，高血压，代谢性酸中毒。②尿毒症毒素的毒性作用。肾脏最主要的功能之一就是排毒，当肾脏功能降低到不足以将机体的代谢废物完全排出，这些废物就会在体内堆积成为尿毒症毒素（如甲基胍、甲状旁腺激素、酚类等），进而引起各种各样的症状。虽然肌酐和尿素氮被用来评价肾小球的滤过功能，但这两种分子本身与尿毒症的症状和体征无关。简单来说，尿毒症实际就是肾衰竭患者的全身中毒状态。③肾脏的内分泌功能障碍，如促红细胞生成素分泌减少引起肾性贫血、骨化三醇（1,25– 二羟维生素 D_3）产生不足导致肾性骨病。另外，营养缺乏也可引起或加重尿毒症的症状。

17. 尿毒症患者有哪些症状?

当患者开始出现肾脏损害时，一开始可能不会有任何不舒服的感觉。但随着病情的加重，慢慢地会觉得：易疲劳、眼睑水肿、睡眠不好、皮肤瘙痒、胃部不适、食欲差、夜尿增多等。甚至很多患者一直存在高血压或贫血，却不知道原因，直到被诊断为肾脏病。

（1）水、电解质、酸碱代谢紊乱：人体内的水、电解质和酸碱构成了各种细胞赖以维系存活并发挥功能的环境，肾脏是维护该环境稳定状态的最主要的器官。当肾衰竭至尿毒症时，体内的环境出现紊乱，包括水、钠潴留，高钾血症，钙磷代谢紊乱，以及酸中毒状态。

人体血液正常 pH 值为 7.35 ~ 7.45，呈弱碱性，而人体代谢会产生众多的酸性物质，需要利用肾脏进行排酸保碱，以维持血液 pH 的稳定。尿毒症患者肾脏排酸保碱能力下降，导致体内酸性代谢产物堆积，从而引起代谢性酸中毒。酸碱平衡是内环境稳态的重要组成部分，几乎影响体内的所有器官和细胞，代谢性酸中毒就是一个全身的病理状态，其一般症状表现为虚弱乏力、食欲减退、恶心呕吐等。

人体中水和钠的去留是同步的，钠是食盐（氯化钠）的组成元素，因此可以说水和食盐在体内是同进同退的。因此，清淡的低钠饮食是尿毒症或肾病患者不得不做出的选择。尿毒症患者肾脏无法排泄多余的水和钠，导致体内水、钠潴留，过多的水造成组织和脏器水肿，并从血液向体内其他腔隙渗出，导致皮下水肿和脑水肿等，以眼睑和下肢水肿最为明显。其他渗出包括胸腔积液、腹腔积液和心包积液，同时体内血容量过多可引发高血压、心力衰竭，严重者可危及生命。部分患者苦于体内多余的水无法排出，甚至想到通过汗液排水，采用桑拿、汗蒸这类方式，但效果往往不理想。

钾是维持细胞功能重要的电解质，尤其是心肌细胞。肾脏排钾能力下降可导致高钾血症（血清 $K^+ > 5.5$ mmol/L），尤其是在机体钾摄入过多、感染、酸中毒、创伤、输血等情况发生时，所以尿毒症患者对水果和蔬菜等高钾食物的摄入是被严格限制的。严重高钾血症必须及时抢救治疗，否则极易引发心脏骤停。严重高钾血症（血清 $K^+ > 6.5$ mmol/L）、严重代谢性酸中毒（pH < 7.15）、体内水潴留过多导致的心力衰竭、心包炎和严重脑病，利尿剂治疗无效，是需要紧急肾脏替代治疗（血液透析、腹膜透析、肾移植）的指征。

钙磷代谢紊乱主要表现为钙缺乏和磷增多。钙和磷两种元素在体内属于拮抗关系，此消彼长。尿毒症患者活性维生素 D 缺乏导致缺钙，尿磷排出减少又使得血磷升高，低钙和高磷会引起继发性甲状旁腺功能亢进和肾性骨营养不良等一系列后续变化。此外，血磷和血钙结合形成磷酸钙沉积于软组织，导致软组织钙化，并使血钙进一步降低。

（2）营养代谢紊乱：人体的生长发育和生理功能离不开营养的支持，所有的营养代谢又都离不开肾脏。这些营养物质包括蛋白质、糖类、脂类和维生素。

蛋白质的代谢紊乱一般表现为蛋白质分解增多或（和）合成减少。蛋白质代谢产物蓄积，这些代谢产物反过来又会影响蛋白质的合成。蛋白质是人体发挥生理功能的重要媒介，尿毒症患者体内功能蛋白（如血浆白蛋白）水平的下降会对机体造成极为不良的影响。

糖代谢异常主要表现为血糖升高，这主要与尿毒症患者体内胰高血糖素水平升高、胰岛素受体障碍有关，但较少出现症状。

脂类代谢紊乱的表现为高脂血症，多数尿毒症患者为高甘油三酯血症，少数患者表现为高胆固醇血症，或两者兼有。高脂血症主要对人体血管健康产生不良影响，长期高脂血症患者易发生动脉粥样硬化或心脑血管疾病。

维生素代谢紊乱在尿毒症中很常见，除活性维生素 D 生成不足外，也伴有维生素 B_6 及叶酸缺乏，但血清维生素 A 水平有所升高，可能与某些负责维生素代谢的酶活性降低有关。

综上，尿毒症患者的营养代谢功能紊乱，常伴有多种营养不良。在饮食中需要注意补充蛋白质和维生素，但又因肾衰竭而不得不限水、限盐、限钾，血糖升高和血脂升高者还需低糖和低脂饮食，这些都极大地影响着尿毒症患者的生活质量。

（3）心血管系统表现：心血管系统并发症是尿毒症患者最主要的死因，占所有尿毒症患者死亡原因的 45% ~ 60%。尿毒症患者的心血管事件（如冠心病和心肌梗死）的发病率比普通人群高 15 ～ 20 倍。

几乎所有尿毒症患者都存在不同程度的高血压，多由水、钠潴留、肾素－血管紧张素增高所致。长期高血压可进一步引起动脉硬化、心肌肥厚和心力衰竭，同时肾病患者的贫血状态会反射性刺激心脏提高搏出量，加重心脏负荷，使心脏功能恶化。一旦发生急性左心衰竭，可出现呼吸困难、不能平卧、肺水肿等症状。

尿毒症患者体内毒素的蓄积还可导致各种心律失常和心肌损伤，引起尿毒症性心肌病。心包积液在尿毒症患者中也十分常见，严重者可造成心脏压塞。

（4）呼吸系统表现：肺是另一个调节体内酸碱平衡的重要器官，当人体因肾功能衰竭而导致酸中毒时，经呼吸功能可以获得部分代偿，主要表现为深大呼吸。当体液过多、心功能不全时可引起肺水肿或胸腔积液。尿毒症毒素可诱发肺泡毛细血管通透性增加，液体由血管渗出进入肺脏，进一步加重肺水肿。

（5）消化系统表现：尿毒症对消化系统的影响主要体现在胃肠道症状，表现为食欲不振、恶心、呕吐、口腔有尿味。部分患者还会出现消化道出血。

（6）血液系统表现：主要为肾性贫血和出血倾向。贫血主要由于肾组织分泌的促红细胞生成素不足，故称为肾性贫血，若伴有铁、维生素 B_{12}、叶酸缺乏，可加重贫血程度。出血倾向与血小板功能降低或凝血因子缺乏有关，可表现为皮下或黏膜出现瘀血点或瘀斑。

（7）神经肌肉系统症状：尿毒症患者容易出现周围神经病变，最常见的是肢端袜套样分布的感觉丧失，也可有肢体麻木、烧灼感或疼痛感，神经反射迟钝或消失。有时会有肌肉震颤、痉挛、肌萎缩、肌无力等症状。此外，尿毒症患者也可能有淡漠、谵妄或幻觉等精神异常表现。初次透析患者可发生恶心、呕吐、头痛，重者可出现惊厥。

（8）内分泌系统表现：肾脏本身内分泌功能出现紊乱，包括促红细胞生成素和活性维生素 D_3 合成不足，肾素－血管紧张素Ⅱ合成过多。尿毒症毒素对其他内分泌腺体也产生不同程度的影响，如使机体对胰岛素不敏感而导致血糖升高。因钙磷代谢异常，大多数患者出现继发性甲状旁腺功能亢进。性腺功能减退也相当常见。

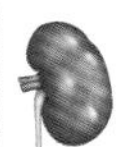

（9）骨骼病变：尿毒症患者存在钙磷代谢和内分泌功能紊乱，直接后果就是造成骨骼的代谢异常，称为肾性骨营养不良或肾性骨病，表现为软骨病或骨质疏松，出现骨痛、行走不便或自发性骨折。

（10）免疫系统表现：目前认为原发性肾脏疾病多为免疫介导疾病，慢性肾病患者都存在免疫功能异常。发展到尿毒症阶段，尤其是维持性血液透析患者，免疫功能越发低下，这主要源于尿毒症毒素、营养不良及透析治疗导致免疫活性物质丢失等因素造成了免疫系统损伤。免疫功能低下表现为机体对病原微生物的抵抗力降低，感染性疾病患病率和病死率增高。感染是尿毒症及肾脏替代治疗患者主要的并发症和死亡原因之一，约占尿毒症患者死亡原因的 35%，是仅次于心血管事件的尿毒症患者死亡原因。此外，免疫功能低下还会导致肿瘤的发生率升高。

（11）皮肤症状：尿毒症患者皮肤常呈灰黄色并伴有瘙痒和脱屑，可有皮疹，皮肤表面往往还会覆盖一层白霜样物质。

皮肤的颜色与贫血和尿素在皮肤内的蓄积有关。体内蓄积的尿素可通过汗腺排出，在皮肤表面形成结晶状的粉末，称为尿素霜，常见于面部、鼻、颊等处。瘙痒的原因尚不明确，可能与皮肤干燥、尿素或尿毒症毒素对神经末梢的刺激，或者是周围神经病变有关。虽然瘙痒不会威胁患者的生命，但是严重影响患者的生活质量，患者常因剧烈瘙痒影响睡眠，进而引起烦躁、精神不振。

血液透析患者中 40% 以上患有慢性瘙痒，其中近一半为全身广泛性瘙痒。当皮肤出现瘙痒时应尽量避免抓痒，以免皮肤溃烂感染或形成慢性痒疹。要合理休息，调整心态，避免过度焦虑。清淡饮食，避免食用辛辣刺激性食物，以及奶制品、动物内脏、杏仁、花生等高磷食物。睡前可用温水淋浴，热水浴可加重瘙痒症状，同时避免使用碱性肥皂，洗浴后涂抹保湿乳。局部瘙痒可选择外用药物炉甘石洗剂缓解，全身瘙痒可口服抗组胺类药物。

（12）尿液改变：严格意义上，尿液的改变并不是尿毒症的症状，而是源自肾脏的原发疾病。但尿毒症患者在整个病程中会持续伴随尿液的改变，因此亦不能忽视。

大多数尿毒症患者呈无尿状态（24 h 尿量＜ 100 mL），但也有少数患者尿量可以维持在较高水平，甚至全天尿量可超过 1000 mL，但血肌酐不降反升。造成这种现象的原因可能是肾单位大量损失后不能无限代偿，残存肾单位的滤毒作用有限，血肌酐必然逐渐升高，而肾脏对尿液浓缩作用的储备空间很大，在维持身体水平衡方面的排水能力大于排毒能力，因此，临床上经常出现排水不排毒的现象，即尿量较多但肌酐升高的现象。

尿毒症患者排出的尿液与正常尿液显著不同，多为血尿或蛋白尿。在排尿过程中，常伴有尿频、尿急、尿痛等尿路刺激症状。双侧肾脏由于失去功能而逐渐萎缩，萎缩的肾脏在影像检查中有时甚至很难找到。

18. 肾功能不全患者为什么要调整饮食？

肾功能不全患者血液中肌酐、尿素氮等毒素蓄积，因此必须配合饮食疗法以达到减少毒素生成和蓄积的目的。如限制蛋白质的摄入以减少氮质毒素的生成和潴留，保证充足能量摄入以减少机体蛋白质的分解，保证营养以增强抵抗力等。

19. 肾脏病患者应遵循什么饮食原则？

（1）低量高质蛋白饮食：蛋白质的摄入要“少而精”，通过限制蛋白质的总摄入量可以减缓肾衰竭的进展。高质量的蛋白在体内代谢后产生的含氮废物较少，该类优质蛋白以动物蛋白（鱼、肉、蛋、奶）为主，植物蛋白生物利用度偏低，产生废物偏多，故应限制。但大豆蛋白属于优质蛋白，肾功能不全患者可适量食用大豆蛋白及其制品（豆腐、豆浆）。不同肾功能水平患者的蛋白质摄入量见表 2-2。

（2）充足热量摄入：“动物蛋白 + 植物油”是最佳选择。每千克体重每天摄入热量至少为 35 kcal，其来源主要依靠碳水化合物（糖）和脂肪。尿毒症患者既要减少植物蛋白摄入，又要补充足够的热量，以减少体内蛋白过度分解，从而避免加重尿毒症症状。可以用玉米淀粉、土豆淀粉代替大米和面粉（淀粉和面粉不同，淀粉是面粉分离除去蛋白质之后的制品），还可以用土豆、山药、芋头、地瓜、藕、南瓜、粉丝等热量高而蛋白质含量低的食品作为热量的主要来源。食用油应以植物油为主，植物油中含有不饱和脂肪酸（如亚油酸），对肾功能起保护作用，少吃动物脂肪（肥肉、猪油）。

表 2-2　慢性肾功能不全患者日蛋白摄入量

CRF 分期	血肌酐（μmol/L）	蛋白摄入量［g/（kg · d）］	50 kg 成人日蛋白摄入量（g）
肾功能代偿期	133 ～ 177	0.8 ～ 1.0	40 ～ 50
肾功能失代偿期	178 ～ 442	0.7 ～ 0.8	35 ～ 40
肾功能衰竭期	443 ～ 707	0.6 ～ 0.7	30 ～ 35
尿毒症期	≥ 707	0.5 ～ 0.6	25 ～ 30
血液透析治疗		1.0 ～ 1.2	50 ～ 60

（3）限制钠盐钾盐的摄入：对合并水肿和高血压的患者应限制钠盐的摄入，“口味清淡，少吃咸味食物”，每日钠摄入量 2 ～ 3 g，相当于食盐 5 ～ 7 g。若服用利尿剂或伴有呕吐或腹泻时，不应限制钠盐。对合并高钾血症的患者应限制钾盐的摄入，钾摄入量每日应低于 2 g。限钾饮食包括：避免食用果汁，少食用香蕉、柑橘、山楂、桃、油菜、海带、韭菜、番茄、蘑菇、菠菜、木耳、紫菜等含钾量高的水果或蔬菜。但如果每日尿量≥ 1000 mL，则不应限制钾盐。

（4）高钙低磷饮食：肾衰竭时体内磷的排出减少，导致血磷升高。高血磷与机体多种代谢紊乱有关，如继发性甲状旁腺功能亢进、低钙血症，可诱发骨质疏松和加重血管钙化。因此，应限制含磷较多的食物如鸡蛋黄、动物肝脏、奶油、菌类、海鲜等的摄入。鼓励多吃含钙丰富的食物，如奶类、绿叶蔬菜、芝麻酱等。

（5）饮水出入量平衡：肾病患者肾脏泌尿功能下降，维持体内液体总量平衡很重要。总体原则讲究“量出为入”，即根据尿量决定饮水量，但由于人体除排尿外还包括出汗、排便、呼吸蒸发等排水方式，因此每日饮水量可视前一日排尿量，在其基础上加 500 mL 作为参考。但当患者合并发热、呕吐、腹泻等情况时，需及时补充液体。

（6）补充维生素：患者由于本身食欲欠佳导致摄入富含维生素食物减少，加上尿毒症本身可引起体内维生素代谢紊乱，因此应注意及时补充维生素，尤其是水溶性维生素（维生素B族和维生素C），针对肾性骨病需同时补充维生素D，但不应补充维生素A。

20. 尿毒症有哪些治疗方法？

尿毒症期患者肾脏几乎完全失去功能，此时需选择肾脏替代治疗，肾脏替代治疗是尿毒症患者的终极治疗方式，其目的在于：①清除体内过多的水分；②清除尿毒症毒素；③纠正高钾血症和代谢性酸中毒以稳定机体内环境；④有助于营养物质的补充。

肾脏替代治疗方式包括三种：血液透析、腹膜透析和肾移植。血液透析和腹膜透析可以替代肾脏的部分排泄功能，肾移植可以恢复肾脏的全部功能。具体选用何种治疗方式，需要根据患者自身病情和条件合理进行选择。

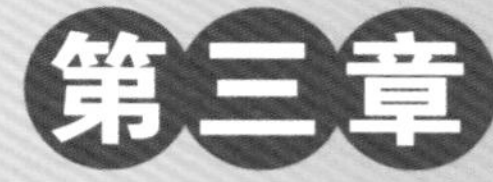

第三章 血液透析和腹膜透析

21. 什么是血液透析？

血液透析（hemodialysis，HD）简称血透，是根据半透膜原理用血液透析器替代肾脏对血液内的代谢废物和多余的液体进行清除，同时补充各种营养物质，以达到血液净化的目的。

22. 血液透析前为什么要建立血管通路？

在接受血液透析治疗前，尿毒症患者必须先建立一条血管通路。血液透析时，血液经血管通路被引出体外进入透析器与透析液发生溶质交换后再经血管通路回到体内。可靠的血管通路是血液透析患者赖以维持生命的生命线。目前常见的血液透析用血管通路包括：动静脉内瘘和中心静脉导管。

23. 为什么说动静脉内瘘是最佳血管通路？

血液透析对体外循环的血流量有很高的要求，需达每分钟 200 ~ 300 mL。用于普通输液的手背浅静脉穿刺，血流量仅每分钟数十毫升，远远无法满足透析的需要。因此，需要选择血流量较大的大血管作为将血液引出体外的穿刺点。此类血管往往位于人体的深部，如颈内静脉、股静脉、锁骨下静脉，以右侧颈内静脉最常用。尿毒症患者的血液透析一般每周进行 2 ~ 3 次，反复穿刺深静脉会面临很大风险，因此常常会留置静脉导管，而导管的存在不仅影响美观，还会限制患者的肢体活动，十分不便。而且留置深静脉导管容易导致感染、血栓形成和静脉狭窄，维持时间较短，一般仅数周，无法满足长期维持性血液透析的需要，所以此类血管通路多只用于临时性的血液透析。

动静脉内瘘是目前最安全、最经济、维持时间最长的血管通路。动静脉内瘘是通过手术人为地将动静脉吻合到一起，既具有动脉血流量大的特点可以满足血液透析需要，又具有浅表静脉位置暴露利于穿刺的优势。接受血液透析的尿毒症患者大多都需要接受动静脉内瘘成形手术以建立血液透析的通路。

24. 动静脉内瘘成形手术是怎样做的?

手术通常选用非惯用侧（多为左侧）前臂腕部的桡动脉和头静脉作自体动脉－静脉吻合术（即内瘘成形术）的血管（图 3-1）。手术后需要一段时间使内瘘成熟方可使用，而内瘘的成熟时间因人而异，一般需要 2 ～ 3 个月，对于血管条件差的患者，内瘘的成熟甚至需要长达半年时间。所以，对于打算选择进行血液透析治疗的患者，应提前行自体动静脉内瘘成形手术。

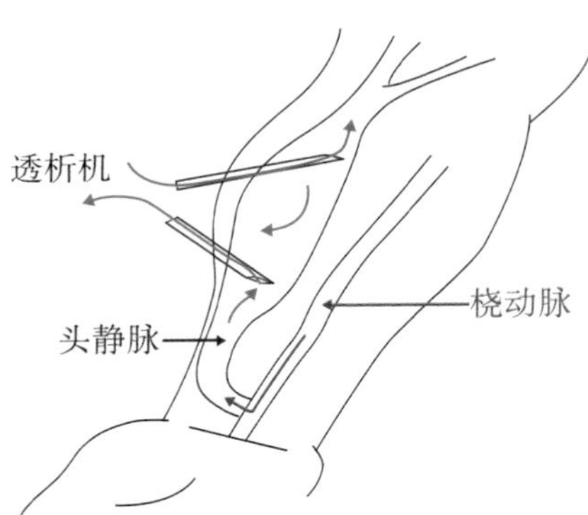

图 3-1　动静脉内瘘血流方向示意图

25. 血液透析的过程是怎样的？

到达透析室后须测量体重，医生根据患者体重变化设定好透析治疗方案，并根据病情使用促红细胞生成素、抗凝剂等药物。护士将患者已建立好的血管通路与血液透析机相连接，引出血液并开始透析。透析时间随着透析次数增加由2小时逐渐增加至4 ~ 5小时。尿毒症患者每周需进行2 ~ 3次血液透析。

26. 血液透析有哪些并发症？

透析过程中可能出现发热、低血压、心律失常、头痛、肌肉痉挛、心绞痛及出血倾向。长期血液透析患者可能出现心力衰竭、呼吸衰竭、消化道溃疡、肾性骨病、营养不良、内分泌功能紊乱等并发症。

27. 什么是腹膜透析？

腹膜透析（peritoneal dialysis，PD）简称腹透，是利用患者自身腹膜作为半透膜，通过向腹腔内灌注透析液，实现血液与透析液之间的溶质交换，以清除血液内的代谢废物和过多的液体。

28. 腹膜透析前为什么要留置腹膜透析管？

同血液透析一样，选择腹透的患者也要在透析前通过手术在体内留置一根腹膜透析管，腹透管是腹透液进出腹腔的通道，一半置入体内，一半留在体外。腹透无须特殊设备，对血流动力学影响小，对残存肾功能影响小。但透析时间和透析量需要自己掌握，对患者的自我管理能力有很高的要求。

29. 腹膜透析适用于哪些人群?

腹膜透析比较适用于婴幼儿、儿童，以及心血管状态不稳定、有明显出血倾向、残存肾功能较好的尿毒症患者。

30. 腹膜透析的过程是怎样的?

腹膜透析现大都采用持续非卧床腹膜透析（continuous ambulatory peritoneal dialysis，CAPD），每次首先引流出前次灌注的透析液，称量并做好记录，然后通过腹膜透析管向腹腔内注入 2 L 透析液，白天交换 4 次，留置 4 ～ 6 小时；夜间交换 1 次，留置 10 ～ 12 小时。

31. 腹膜透析有哪些并发症?

长期腹膜透析的并发症和血液透析类似，比较特殊的并发症与腹膜透析导管相关，包括疼痛、出血、导管堵塞、腹膜炎等。

32. 什么时候开始透析治疗?

开始透析的时机过去主要是根据血肌酐、尿素氮水平。但研究表明，影响患者生存率的主要因素不是血肌酐及尿素氮水平，而是透析的充分性、心血管并发症和营养状态。因此，提倡尿毒症患者尽早透析，并有计划地在透析前完成动静脉内瘘成形术或腹腔引流管置管术，以避免延迟透析导致尿毒症造成机体难以逆转的损害。

33. 血液透析、腹膜透析和肾移植的优缺点各有哪些?

无论是血液透析、腹膜透析还是肾移植，都有各自的优缺点（表 3-1），也可能会伴有不同的并发症。患者应该根据自身情况进行综合选择。但总

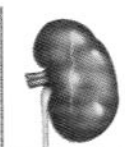

体来说，肾移植在患者的生存质量、存活时间和远期经济花费上要优于透析治疗。

表 3-1 血液透析、腹膜透析和肾移植的优缺点

治疗方式	优点	缺点
血液透析	（1）透析效率高、治疗时间短。短时间可以清除体内较多毒素，准确完成设定的脱水量，清除体内多余水分 （2）治疗由医护人员操作，患者相对比较安全和省心 （3）技术开展时间长，大多数县级以上医疗单位即可开展	（1）血液透析是间歇性的，且依赖透析设备，一般每周 2 ~ 3 次，每次 4 ~ 6 小时，相当于每周要固定到医院报到，对生活影响较大 （2）由于重新平衡了人体的液体量，导致心血管系统波动较大，造成低血压 （3）血透时需要使用抗凝剂（肝素），以防止血液在透析器和血液管路中凝固，但也增加了出血风险 （4）每次透析均需要做血管穿刺，有一定疼痛 （5）容易感染乙肝、丙肝等肝炎病毒 （6）需要建立血管通路，透析前需行手术制作动静脉内瘘
腹膜透析	（1）不受时间地点限制，在家即可独立进行腹透，不依赖他人 （2）对心血管系统影响小，无血压波动 （3）可经腹膜透析液吸收营养 （4）无须抗凝剂，无出血风险	（1）需要患者自己掌握透析液量、腹透液停留时间等 （2）可造成腹膜炎或腹壁疝等并发症
肾移植	（1）无须控制饮食和饮水，生活质量可等同于常人，甚至可以胜任力所能及的工作 （2）肾移植可以更久地延长尿毒症患者的生命 （3）可以避免长期透析带来的腕管综合征、甲状旁腺功能亢进、肾性骨病、皮肤瘙痒、蛋白丢失等并发症，可以改善贫血、神经炎、肾性骨病，改善患者的生殖功能	（1）长期服用免疫抑制剂，面临感染或排斥风险 （2）需等待合适肾源方可手术 （3）手术风险不可估量，若手术失败或发生感染等并发症，可危及生命

续表

治疗方式	优点	缺点
肾移植	（4）虽然初期手术费用较高，但长期来看肾移植更加经济，不但可以减少长期透析的高昂费用，还可以避免纠正贫血（促红细胞生成素、铁剂等）、调整钙磷代谢等药物带来的高昂医药费	

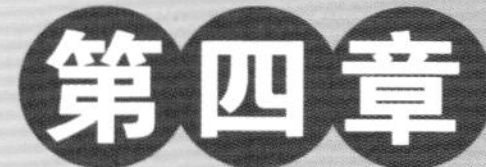

第四章 肾移植的历史

34. 为什么说器官移植是医学皇冠上的明珠？

人类自古以来就不断畅想能够通过移植其他动物的器官获得力量，或者通过更换已坏死的器官延长生命。拥有着不同动物器官的生物或神灵也经常出现在众多古老文明的神话故事中，如古埃及传说中狮身人面的斯芬克斯、古希腊神话中半人半羊的农神和狩猎之神潘，就连中国神话中创造人类的女娲娘娘也是人首蛇身的形象。然而，直到 20 世纪 50 年代人类才真正实现了器官移植的伟大梦想，在这之前的无数次尝试均以失败告终，因为有三道难以逾越的关卡始终横亘在这条道路之上——手术关卡、器官保存关卡、排斥关卡。一代又一代的医生凭借不懈努力跨越这些障碍，让器官移植成为医学皇冠上的明珠。

35. 影响器官移植发展的三项技术是哪些？

（1）血管吻合术：器官移植虽然听起来原理十分简单，就是把器官同人体进行连接，但到了实际手术操作层面所面临的困难是巨大的。在仅有简陋止血带的时代，血管的精密吻合首先就是令人望而却步的天堑。

1902 年，法国医生亚力克西·卡雷尔（Alexis Carrel）（图 4-1）向巴黎最好的裁缝学习后，创建了现代血管吻合技术——“三线缝合法”，将需要缝合对接的两段血管端口，在接口圆径取等边三角形的三个顶角处缝合固定，然后缝合其余管壁。他的发明使血管对接处的内膜层、肌层能够

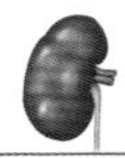

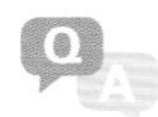

准确吻合，使血管血流平稳通畅，解决了出血、术后血栓形成和血管管腔狭窄的问题。有趣的是，受当时材料工艺的限制，他的缝合线竟然用的是护士的头发。1908 年，他为一只小狗成功移植了肾脏，小狗术后存活了 17 个月。

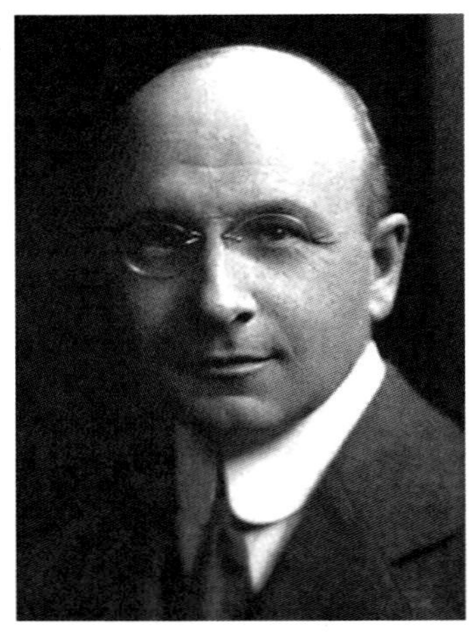

图 4-1　亚力克西·卡雷尔（Alexis Carrel）

Carrel 因其在血管吻合和器官移植方面的贡献获得了 1912 年诺贝尔生理学或医学奖，时年 39 岁（表 4-1）。

表 4-1　与器官移植有关的诺贝尔奖项

获奖年度	获奖者	国籍	贡献及成就
1908	Ehrlich	德国	选择学说（侧链受体）
1912	Alexis Carrel	法国	血管吻合和移植外科
1930	Karl Landsteiner	奥地利	ABO 血型
1960	Peter Medawar	英国	组织器官移植证明免疫耐受理论
	Frank Burnet	澳大利亚	
1980	George Snell	美国	主要组织相容性抗原，组织配型
	Jean Dausset	法国	
	Baruj Benacerraf	美国	
1984	Jerne	丹麦	克隆选择学说
	Kogler&Milstein	阿根廷	建立单抗杂交瘤技术

这些发现是人类第一次对排异反应的发生机制做出成体系的研究，凭借这些发现，彼得・梅达沃医生获得了1960年的诺贝尔生理学或医学奖。在此基础上，人类逐渐发明了免疫抑制剂应对器官排斥反应，使器官移植取得了巨大的进展。

36. 什么是排斥反应？

人类的免疫系统会自动识别并抵抗进入体内的外来物质，这些外来物质被称为抗原，如病毒、细菌，甚至木刺、线头，当然也包括来自异体的器官。各种抗原会刺激人体的免疫细胞产生针对性抗体，抵抗并消灭抗原。器官供者与受者的基因差异越大，免疫系统的抵抗就越激烈，排斥反应也就越严重。

37. 如何避免排斥反应？

避免排斥反应的发生有两种办法。一是让供者和受者的抗原尽量匹配，减少异体抗原进入人体后被免疫系统识别的机会，最典型的例子就是同卵双胞胎之间的器官移植并不会产生排斥反应现象，因为同卵双胞胎的基因完全相同，其产生的组织抗原也完全一致，相当于完成了自体器官的移植，所以并不会产生排斥反应。二是应用药物令受者的免疫系统受到抑制，使得排斥反应无法发生。早期的医生甚至采取将肾脏装在塑料袋里再移植入受体内的做法，在今天看来是非常可笑的。一些医生术前先将受体的免疫系统用高剂量放射线摧毁，但患者往往死于术后继发的严重感染，这些在今天看来十分危险的方法，在当时已经是难得的医学创新。这些都是人类为了对抗排斥反应所做的重要尝试。

选择和受者抗原完全相同的供者是解决排斥问题的根本办法，但是供、受者的抗原完全相同可遇不可求，并不能够指望每一个移植患者都恰好拥有一个健康的双胞胎兄弟或姐妹。然而，却可以将供、受者的抗原进行比较配对，尽量寻找差异较小的组合，这是移植配型的意义所在。抑制人体的免疫系统是移植患者迫于无奈的选择，该方法必须保证终生持续服用免疫抑制药物，并且有可能会带来一个棘手的问题——感染，而对于免疫力被严重抑制的移植患者，某些感染往往是致命的。也正因如此，维持移植患者免疫力的平衡就显得尤为重要，免疫抑制不足造成排斥，过度抑制又会造成感染，移植医生就像是在操纵着命运天平，调节着移植患者免疫力在排斥和感染之间微妙的平衡（图 4-3）。

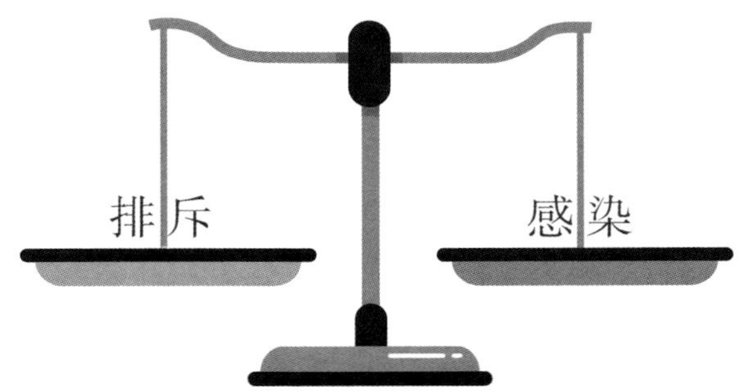

图 4-3　移植患者的免疫力在排斥和感染之间保持着微妙的平衡

38. 免疫抑制剂的发展经历了哪些阶段？

免疫抑制剂的发展大体经历了三个阶段：①硫唑嘌呤阶段；②环孢素阶段；③他克莫司阶段。

1963 年 Joseph Murray 首次联合应用硫唑嘌呤（azathioprine，Aza）和泼尼松（prednisone，Pred）抗排斥反应成功，此后 20 年硫唑嘌呤和泼尼松一直是免疫抑制治疗的基石，但是硫唑嘌呤最大的缺陷就是非特异性地全面抑制人类的骨髓造血系统，不但抑制了白细胞的增殖，还抑制了红细胞和血小板，导致患者除易发生感染外，还出现了严重贫血及出血等并发症。在硫唑嘌呤时代，移植物 1 年存活率只有 50% 左右，但这在当时是一个巨大的进步。

真正的转机出现在 1972 年，瑞士人 Jean Borel 从真菌发酵产物中提取出具有强烈免疫抑制作用的化合物，即环孢素。它具有特异性抑制 T 细胞的作用，针对性地抑制了器官移植造成的免疫反应，使移植物存活率明显提高。但环孢素的副作用也比较突出，包括毛发增多、牙龈增生、肝肾毒性等，急性排斥反应发生率仍然达到 20% ~ 30%。同时间，其他作用机制各异的免疫抑制剂也在不断被研发，如霉酚酸酯和咪唑立宾。

1984 年日本 Fujisawa 制药公司从土壤链霉素的发酵物中分离提取出了一种大环内酯类抗生素，代号为 FK506，即他克莫司（tacrolimus，Tac）。经过大量试验证实，其抗 T 淋巴细胞活性比环孢素强 30 ~ 100 倍，使得器官移植的早期排斥反应发生率进一步下降到 10% 甚至更低，如今他克莫司是临床应用最广泛的免疫抑制剂。

其他免疫抑制剂还包括西罗莫司（sirolimus，SIR），又名雷帕霉素（rapamycin），其具有免疫抑制作用的同时还有一定的抗肿瘤效果。采用人淋巴细胞免疫兔、猪等动物后产生的抗淋巴细胞球蛋白（antilymphocyte globulin，ALG）、抗胸腺细胞球蛋白（antihuman thymocyte globulin，ATG）、抗白细胞介素 -2 受体单克隆抗体（巴利息单抗）等生物制剂也已经被应用于临床。

由于免疫抑制剂种类众多，作用机制各不相同，且有着不同的毒副作用，临床上通常采取“联合用药”的原则，即不同机制免疫抑制剂共同应用，既能增强免疫抑制效果，又能减少每种药物用量，从而减少毒副作用。近年来，随着免疫学、药理学和基因诊断学的快速发展，免疫抑制剂的应用逐渐向“个体化”治疗发展。这也使医生能够在尽量降低患者移植术后排斥反应发生率的同时，最大限度地避免药物的毒副作用，从而提高患者的生活质量。

39. 器官移植分为哪几类?

器官移植根据供、受者的物种和个体是否相同（遗传基因的差异程度），可分为异种移植、同种异体移植和自体移植三类。

异种移植，即不同物种间的移植。20 世纪在我国风靡一时的“打鸡血”保健疗法就是一个典型的例子，将少量鸡血输入人体内造成的“面色红润、呼吸心跳加速”等现象被当时的人们误认为是“疾病好转、体力增强”的表现，但后来我们知道这实际上是由人体对进入体内的异物产生排斥反应导致的。大量输入异种动物血液，可导致死亡，这出闹剧直到 80 年代末才真正平息。异种移植虽然前景广阔，但尚处于科学研究阶段。虽然在科学家的不断努力下也取得了很多重大突破，但距离大规模应用于临床还有不小的距离。

自体移植，顾名思义，即是将自身的组织或器官移植到自己身体的不同部位，多用于重度烧伤患者的自体皮肤移植或为挽救手功能而进行足趾向拇指的断指移植，以及为迁就输尿管长度过短而进行的自体肾移植。约公元前 600 年，古印度医师应用患者的手臂皮肤为受到劓刑（割掉鼻子）的犯人再造鼻子，该手术实际上是自体皮肤移植手术的一种，这也是世界上最早的关于器官移植手术的记录。

目前临床医疗中所说的移植通常是同种异体移植，即人类不同个体之间进行的器官移植，也是临床中最多见的器官移植形式。今天，器官移植已经是应对人体器官功能衰竭的终极手段，目前已开展的器官移植手术包括：肾移植、肝移植、心脏移植、肺移植、胰腺移植、小肠移植、角膜移植、皮肤移植和造血干细胞移植（即骨髓移植）等。其中，肾是人类历史上第一个移植成功的人体器官，开展最早，相关技术也最为成熟。

40. 世界第一例成功的肾移植是怎样的？

1954 年 12 月 23 日，在美国波士顿，约瑟夫·穆雷（Joseph Murray）医生在一对同卵双胞胎身上完成了人类历史上第一例成功的肾移植，这也是人类第一次成功地完成了器官移植。1959 年，美国的 Murray 和法国的 Hamburger 各自第一次为异卵双胞胎施行了肾移植，受者均接受全身照射作为免疫抑制措施，移植肾获得了长期有功能的存活。1962 年，仍然是 Murray 医生采用硫唑嘌呤作为免疫抑制剂，使尸体肾移植受者获得了长期有功能的存活。不同类型肾移植的相继成功，标志着人类器官移植实际操作阶段的开始，人类从此进入了崭新的纪元。

凭借在器官移植领域的成就以及后续的大量工作，1990 年 Murray（图 4-4）医生被授予诺贝尔生理学或医学奖，以表彰他为人类医学发展作出的杰出贡献。

罗纳德·赫里克（图 4-5 右）将肾脏捐献给孪生哥哥理查德·赫里克

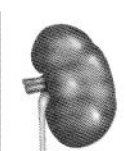

（图 4-5 左）。术后哥哥的生命延续了 8 年，肾脏运转始终正常，后因心肌梗死去世。捐肾的弟弟则一直活到了 79 岁，于 2010 年底因心脏病去世。

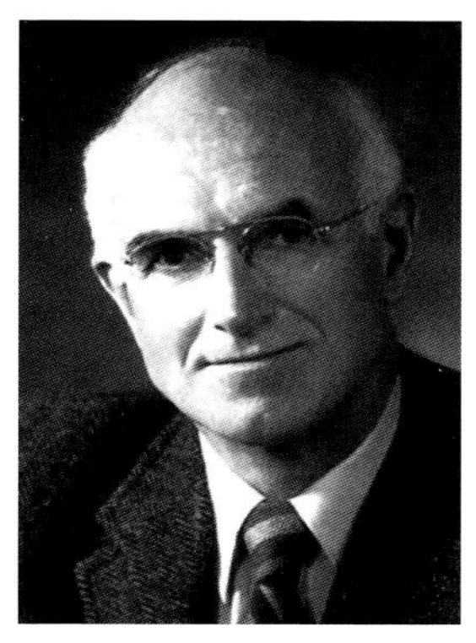

图 4-4 约瑟夫 · 穆雷（Joseph Murray）

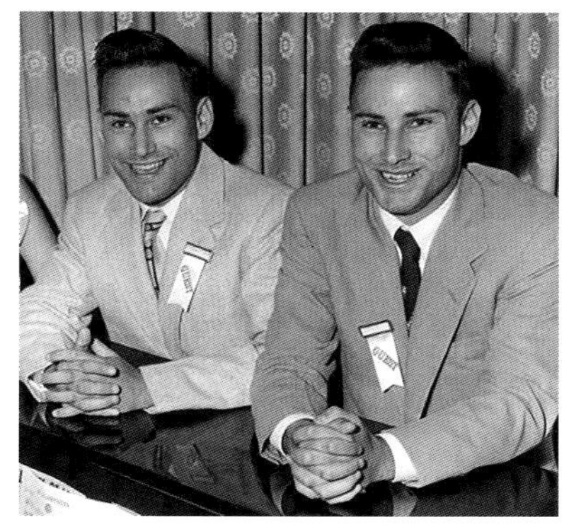

图 4-5 人类首例成功实施器官移植的双胞胎兄弟

41. 中国肾移植的发展如何？

我国的肾移植事业起步于 20 世纪 60 年代。1960 年，由吴阶平（图 4-6）教授领导的团队实施了中国首例尸体供肾肾移植手术，术后移植肾即有排尿功能。遗憾的是，由于缺乏有效的免疫抑制手段，患者出现了排斥反应，术后 3 周切除了移植肾，患者未能长期存活。但这为中国医学界打开了视野，也为 70 年代肾移植手术在全国的正式推广奠定了基础。

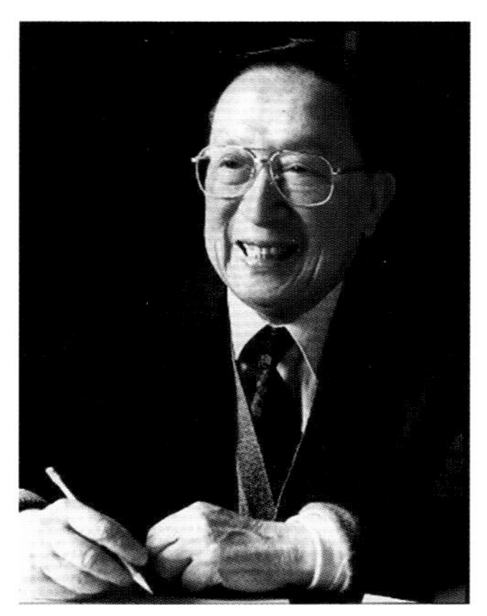

图 4-6 中国泌尿外科的奠基人、肾移植先驱吴阶平院士

1972 年 12 月，广州中山医学院附属医院泌尿外科收治了一位在外院错切右侧孤立肾的男性患者，该院的梅骅教授与北京友谊医院泌尿外科的于惠元教授、侯宗昌教授合作，成功实施了我国首例亲属供肾肾移植手

术，开创了我国器官移植领域的新纪元。患者术后生存了 400 余天，肾功能一直保持良好，最终因重症肝炎去世。

自 20 世纪 70 年代末开始，肾移植作为治疗慢性肾衰竭、尿毒症的有效方法，在国内大城市兴起和推广（图 4-7）。1989 年全国实施肾移植 1000 例以上。至 2000 年 5 月国内肾移植累计已达 2.53 万例次，每年实施肾移植 4000 余例次，居亚洲各国之首。截至 2023 年初，我国已实施肾移植总数量 20 万例次以上，每年肾移植数量在 1 万例次左右，每年肾移植总数仅次于美国。

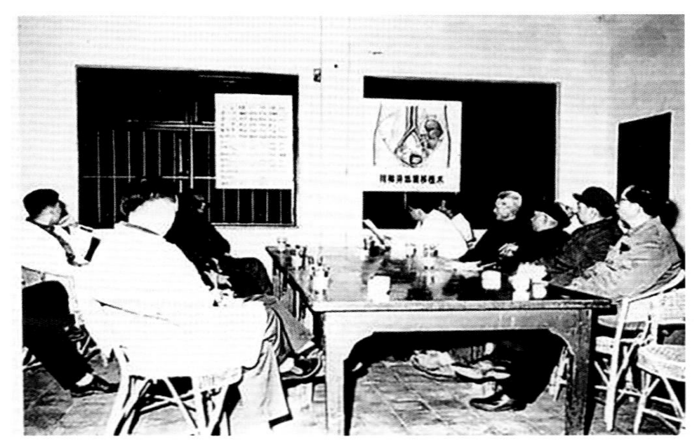

图 4-7　1970 年国内专家在进行肾移植手术的术前讨论会

1981 年，肾移植患者的 1 年人 / 肾存活率均仅为 50% 左右。1984 年，随着免疫抑制剂环孢素进入中国，肾移植迎来了崭新的环孢素时代，也开始了我国肾脏移植的新纪元，而后各种新型免疫抑制剂纷至沓来。至 2009 年，人 / 肾 1 年存活率分别为 95.6%/93.0%，5 年人 / 肾存活率分别为 87.5%/82.0%，10 年存活率超过 60%。国内报道肾移植后存活时间最长的记录是北京友谊医院的一位患者，于 1977 年和 2002 年共经历了两次肾移植，至 2018 年已携带移植肾健康生活了 41 年。

如今，肾移植已经是我国各移植中心的常规手术。肾移植为尿毒症患者带来了第二次生命。

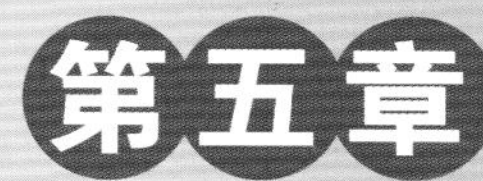

第五章 了解肾移植

42. 什么是肾移植？

肾移植是将来自供体的肾脏通过手术植入受者体内，从而恢复肾脏的完整功能。目前，肾移植的1年存活率在95%以上，5年存活率在80%以上，10年存活率达60%，远高于血液透析或腹膜透析患者的存活率。相较透析患者，肾移植患者生活质量佳、维持治疗费用低、存活率高。目前肾移植已经十分成熟，影响肾移植患者存活的关键问题是术后并发症，如排斥反应和感染。

43. 哪些患者适合做肾移植？

慢性肾脏病终末期或其他肾脏疾病导致的不可逆的肾衰竭，即所有不可逆的肾衰竭理论上都需要做肾移植。对患者的要求包括以下方面：

（1）年龄＜65岁，全身状况良好者：肾移植的成功率与受者的年龄密切相关，以16 ~ 45岁受者术后的并发症发病率及死亡率最低，但年龄并不绝对，如果患者的年龄＞65岁，但心脏、肺脏及肝脏器官功能正常，血压平稳，精神状态良好，也可考虑做肾移植手术。

（2）心肺功能良好可耐受手术者：麻醉医师评估患者能否手术最重要的就是对心肺功能的评价，所谓“医生管病，麻醉管命”，心肺功能不佳的患者贸然手术是十分危险的。

（3）活动性消化道溃疡术前已治愈：器官移植术后患者需要输注或

口服大剂量的糖皮质激素，而激素最严重的副作用之一就是诱发消化性溃疡，从而引发大出血，此外手术应激也是造成消化性溃疡的因素之一，所以术前明确患者有无活动性消化道溃疡就十分重要。

（4）恶性肿瘤新发或复发经治疗后至少稳定2年：恶性肿瘤会极大地影响肾移植患者的存活，在术前至少一定要保证肿瘤稳定无进展。

（5）肝炎无活动，肝功能正常：肝脏是人体最大的腺体，号称人体化工厂，几乎所有的药物都要经过肝脏代谢，而且很多药物存在一定的肝毒性，因此，肾移植术前明确肝功能正常是移植成功的重要保障。

（6）结核病术前经正规抗结核治疗明确无活动者：活动性的结核和肝炎一样具有强烈的传染性，而且肾移植患者术后服用免疫抑制剂，会对人体免疫功能造成抑制，从而导致活动性结核或其他感染加重，甚至危及生命。

（7）无精神障碍或药物成瘾者：精神障碍或药物成瘾者的依从性不能保证，在付出如此大的代价后又很难保证按时服药及规律复查，临床上早有定论，即“依从性越差的患者预后越差”，因此术前即明确患者有无精神病史和药物成瘾，就可以很好地规避这一风险。

44. 哪些患者不适合做肾移植?

（1）未治疗的恶性肿瘤患者：此类患者生存期短、预后不佳，属于不适合进行肾移植的首要人群。

（2）全身性活动性感染患者：如活动性结核等，术后免疫抑制剂的应用会导致活动性感染加重，最终导致患者死亡。

（3）获得性免疫缺陷综合征或活动性肝炎患者：活动性病毒感染在免疫抑制条件下同样会加重，危及患者生命。

（4）药物成瘾（包括止痛药物或毒品）患者：药物成瘾者依从性难以保证，预后往往不佳。

（5）近期心肌梗死患者：近期心肌梗死的患者在病情稳定前贸然实施手术容易导致心梗再发。

（6）存在持久性凝血功能障碍患者：如血友病，凝血功能障碍是任何手术或有创操作的绝对禁忌。

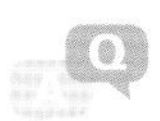

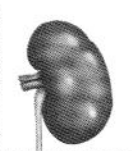

（7）预期寿命＜ 2 年者：肾移植代价高昂，若患者预期寿命过短，则得不偿失。

（8）除肾脏以外的重要脏器功能存在严重障碍者：如心、肺、肝、胃、肠等功能障碍，人体各个器官系统功能各异，又相互依赖，任何器官障碍都会影响患者预后，甚至连手术都不能够顺利进行。

此外，以下情况若在肾移植前能够得到积极有效的干预，可以考虑进行肾脏移植手术。

（1）年龄＞ 70 岁：年龄并不是绝对障碍，关键还是要看心、肺、肝等重要脏器的功能状态。

（2）严重血管病或血管畸形：可能可以通过手术解决，但对医生手术技巧要求较高。

（3）精神性疾病或心理状态不稳定：属于可治疗范畴，术后依从性可控。

（4）癌前病变：恶性肿瘤的前期病变，经积极治疗大多可以痊愈。

（5）过度肥胖或严重营养不良：有报道称，肥胖或消瘦患者的预后均较体重正常患者差，但通过饮食调节可以改善。

（6）严重淀粉样变性：淀粉样变性是指不溶性蛋白质沉积在组织或器官，并导致其功能损害的全身性疾病，淀粉样物质沉积在肾脏的病变称为肾淀粉样变性，蛋白尿是常见表现。肾淀粉样变性的患者可以进行肾移植，有些患者可存活 10 年，但此类患者的早期死亡率较高，而且淀粉样变性最终会在供肾内复发。

（7）术前合并难控制的复杂性尿路感染：肾移植术前即合并尿路感染的患者，术后发生尿路感染的概率远高于无感染患者，但在术后 3 个月内两组患者肾功能和存活率无明显差别，但长期效果有待观察。

（8）群体反应性抗体强阳性：肾移植术后极容易发生排斥反应。

45. 供体肾脏来源有哪些？

供肾来源有两类：一是来自直系健康亲属自愿的活体捐赠，二是来自无亲属关系的器官捐献志愿者的遗体捐献。

46. 什么是器官捐献？

器官捐献（图 5-1），是指根据个人生前意愿且经直系家属同意，在死亡后将器官捐赠给因器官功能衰竭而等待器官移植的患者，让他们的生命得以延续。截至 2019 年，中国已登记器官捐献志愿者 116 万余人，成功捐献 2.2 万余例，救治器官衰竭患者 6.5 万余名。

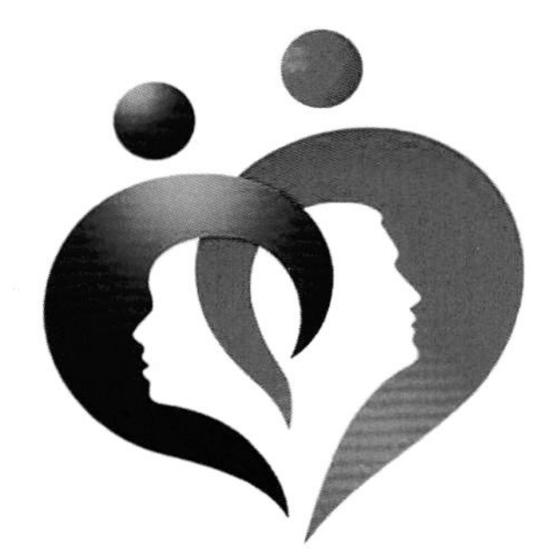

图 5-1 中国人体器官捐献标志

47. 成为器官捐献志愿者的登记手续有哪些？

具有完全民事行为能力的成年人，可以登录“中国人体器官捐献管理中心”网站 https://www.codac.org.cn/ 或微信公众号，进行线上登记。登记完成后将获得中国人体器官捐献志愿者电子登记卡。如果登记后捐献意愿发生改变，可以随时变更或撤销。完成志愿者登记仅仅是捐献意愿的表达，最终是否捐献，还要等到生命逝去时，通过严格的医学评估，并征得直系亲属的同意方可完成捐献。

48. 活体器官移植需要满足什么条件？

2024 年 5 月 1 日起施行的《人体器官捐献和移植条例》规定：活体器官的接受人限于活体器官捐献人的配偶、直系血亲或者三代以内旁系血亲。活体器官捐献人必须年满 18 周岁，并具有完全民事行为能力。任何组织或者个人不得强迫、欺骗或者利诱他人捐献人体器官。

在活体器官移植中，以父母捐献给子女最为多见。

在进行活体器官的获取和移植手术之前，须经人体器官移植伦理委员进行审查，审查内容包括：

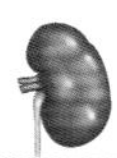

（一）活体器官捐献意愿是否真实；

（二）有无买卖或者变相买卖活体器官的情形；

（三）活体器官捐献人与接受人是否为配偶、直系血亲或者三代以内旁系血亲；

（四）活体器官的配型和接受人的适应证是否符合伦理原则和人体器官移植技术临床应用管理规范。

49. 活体肾移植和器官捐献肾移植哪个效果更好?

一般来说，在移植肾术后功能的恢复和并发症的发病率方面，亲属活体肾移植具有更多的优越性。原因有以下几个方面：

（1）活体供肾来自直系亲属，易获得理想的组织配型，术后排斥反应发生率低，术后免疫抑制剂用量小。根据遗传学的规律，亲属之间组织配型的适合程度高，术后发生排斥反应概率较低，并且应用免疫抑制剂剂量也会偏低，于是免疫抑制剂的副作用也会减低，因此会延长移植肾存活时间。国际上和我们移植中心经验均提示活体肾移植具有较好的近期和远期存活率。同时由于免疫抑制剂剂量较低，也可以减轻经济负担。目前世界上存活最长的一例亲属肾移植已存活了 40 年，这是无血缘关系的死亡器官捐献供肾难以达到的。

（2）受者无须排队等待肾源，进而可最大限度缩短移植前维持透析时间。由于目前供体的短缺，等待肾移植患者越来越多，需要等待时间也越来越长。在美国，平均等待时间为 4 年，而在国内，等待时间也逐渐延长至 2 ～ 3 年甚至更久。在等待肾移植过程中，由于透析不充分可能导致高血压，心脏疾病、贫血和传染丙型病毒性肝炎等传染病，提高手术风险，降低人 / 肾存活率，而很多尿毒症患者在等待中导致各种并发症引起肾移植机会的丧失。而亲属活体肾移植可以择期手术，避免长时间等待，提高手术成功机会。

（3）手术时机可选，可充分进行术前准备，受者术前状态可调整至最佳。活体亲属供肾可按受者的身体情况安排手术时间。相反，由于很难预料何时会出现合适肾源，死亡器官捐献肾移植都是紧急手术。近几年来国内外已开展经腹腔镜取肾及后腹腔镜供肾摘取，其具有较好的安全性和有效性。对于供者而言，与开放手术相比，术后疼痛轻，恢复时间短，避免了长的切口瘢痕。

（4）供肾缺血时间短，供肾质量好，移植肾功能延迟恢复发生率低。供肾质量直接影响移植效果，而供肾质量的好坏主要取决于热缺血及冷缺血时间的长短。所谓供肾热缺血时间指的是供肾离体后，在 0 ~ 4 ℃ 肾保存液灌注前的这一段时间；冷缺血时间是指灌注后到被移植到患者体内的时间。其中热缺血时间尤其重要。活体供肾显著降低了热缺血时间（1 ~ 2 分钟），最大程度地减少了缺血再灌注损伤，保证了良好的供肾质量，供肾质量好，术后早期肾功能即可恢复正常，发生急性肾小管坏死的可能性极低；活体亲属供肾术前会对捐献者进行全面体检，了解供肾动脉、静脉、肾盂及输尿管有无解剖变异，从而保证所取供肾的完整性。

50. 活体供肾者有何风险？

亲属活体肾移植是“损害一个健康人去换取另一个人的健康”的医疗过程。虽然健康成年人切除一侧肾脏并不会影响长期存活，但是活体供肾者需要承担手术相关并发症的风险，包括疼痛、感染、出血、肺栓塞等。远期并发症还包括高血压、蛋白尿等，症状明显者可能影响生活和工作。由于肾脏储备功能下降，因此捐献后不能参加重体力劳动，也要避免熬夜、工作过度劳累等情况，对工作性质有一定影响。若供肾者遭遇外伤、感染、肾脏肿瘤等疾病，有可能面临肾功能不全甚至衰竭。

国内外报道的亲属捐献者死亡率为 3/ 万 ~ 10/ 万，尽管发生率低，但是发生在个人身上就是 100%，需要捐献者及家庭成员充分考虑，并且有随时停止捐献的权利。

尽管亲属活体肾移植配型较好，但是仍然可以发生排斥反应，甚至导致移植肾失功，重返透析，这种结局往往给捐献者带来巨大压力和心理创伤。受者在移植后可能出现严重感染，甚至危及生命，更给捐献者带来心理上的创伤，需要捐献者在捐献之前有充分知情。

51. 活体器官移植需要准备哪些手续和材料?

当经过慎重考虑，决定进行亲属活体器官移植后，还需要履行一系列法律上的手续，并准备相关材料。具体材料根据各机构要求有所不同，大致如下：

（1）由户籍所在地公安机关出具的反映活体器官捐献人与接受人亲属关系的户籍证明，并加盖户籍专用章（注明承办警员姓名、职务、警号、办公电话）；

（2）活体器官捐献人与接受人为配偶关系的，须结婚 3 年以上且共同育有子女，并提交结婚证原件、复印件及子女出生证明或户口本原件及复印件；

（3）驻地县级以上法院指定公证处的公证书、公证内容包括：

a）活体器官捐献人器官捐献志愿书；

b）接受人同意接受捐献人捐献器官意愿书；

c）父母、直系亲属及近亲属签字同意书；

d）配偶签字同意书。

（4）捐献人与接受人双方身份证原件及复印件；

（5）户口本原件及复印件（户主页、捐献人本人页、接受人本人页）；

（6）捐献人、接受人双方近期彩色免冠证件照。

经人体器官移植伦理委员审核通过后，再提交当地卫生主管部门审批，审批通过后方可进行手术。

52. 肾移植时机如何选择?

关于肾移植时机的选择，还是建议越早越好。虽然移植前透析与否对肾移植后的人存活率和肾脏存活率没有显著的影响，但有研究明确证明，无透析肾移植在术后的排斥反应发生率方面要显著低于透析的肾移植患者。而且无透析肾移植可避免透析的并发症和输血致敏，降低感染血液传染病的风险。但也有经验认为，在肾移植前经历一段时间（3 ~ 6 个月）

的透析治疗，以改善高血压、高血脂、贫血、营养不良等全身状况，同时使得体内免疫复合物减少（尤其对于 IgA 肾病、系膜增殖性肾小球肾炎尿毒症患者），减少术后排斥反应的发生机会，从而提高移植后的远期治疗效果。常规行血液透析的患者，移植前 24 小时最好充分透析一次，以清除体内代谢产物。腹膜透析患者应维持腹膜透析直至术前。

若患者系第二次或多次移植，原则上再次移植间隔时间应在 6 个月以上，其目的在于使血液中抗体水平下降，有利于再次移植成功率的提高。

53. 移植肾放在患者体内的什么部位？

一般来说，首次肾移植的患者会选择右侧髂窝作为首选移植位置，因为右侧髂血管较左侧更表浅（图 5-2）；第二次肾移植的受者会选择前次移植的对侧髂窝；第三次接受肾移植的患者，一般选择腹正中切口，移植肾仍安放于髂窝，位于原移植肾头侧。

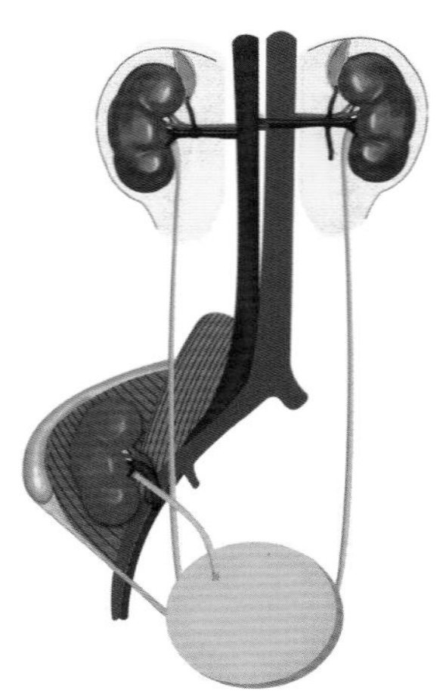

图 5-2　移植肾的安放位置

54. 肾移植位置为什么要选择在髂窝？

肾移植的位置大多位于髂窝，并不是在原位。首先是因为髂窝位置相对表浅，而且邻近大血管和膀胱，手术操作易行。其次，移植肾位于髂窝部位有助于医生通过触摸移植肾的大小和硬度判断情况，同时术后便于移植肾的超声或穿刺活检等检查。再者是因为该位置手术不进入腹腔，腹腔内并发症少，一旦发生移植肾并发症也便于再次及时手术进行处理。但缺点在于移植肾位于髂窝位置表浅，容易受外伤，因此应注意保护。

55. 肾移植前需要切除原有的病肾吗?

肾移植前不主张切除病肾，首先肾脏切除手术对尿毒症患者来说手术风险很大，其次病肾中尚残存少量有功能的肾单位，保有一定的泌尿功能和内分泌功能。保留病肾对患者早期恢复有益处。但若出现如下情况则应将单侧或双侧病肾切除：

（1）严重的尿路感染或肾实质感染（如肾结核）。

（2）多发性结石伴顽固性感染。

（3）顽固性疼痛。

（4）持续性严重血尿。

（5）重度蛋白尿。

（6）巨大肾压迫下腔静脉。

（7）药物难以控制的顽固性肾源性高血压。

（8）多囊肾伴疼痛、出血、反复感染或影响手术空间。

（9）肾脏恶性肿瘤或怀疑有恶性病变。

56. 移植左肾好还是右肾好?

同一供肾者的两侧肾脏功能差别不大，其区别主要在于肾静脉长度不同。供肾选择左肾或者右肾，医生会根据具体情况决定。对于亲属供肾，左肾静脉较长，通常首选左侧。对于公民逝世后捐献供肾，右肾静脉可以用供者下腔静脉延长至理想长度。体型肥胖患者由于皮下脂肪厚、手术部位深，选择静脉血管长度较长的供肾利于操作。

57. 决定肾移植成功与否的因素有哪些？

决定肾移植最终成功与否的关键因素包括 3 个方面。

（1）匹配度高的供、受者基因配型：术前选择合适配型的肾脏，对肾移植手术能否成功，尤其是术后移植肾能否长期存活并发挥功能起着决定性作用。因此，尿毒症患者在等待过程中要有耐心，良好的配型是成功的肾移植的第一步。

（2）高超娴熟的肾移植手术技术：目前肾移植手术过程已经标准化，国内经历多年发展，肾移植手术水平已与世界同步，手术成功率超过 98%。大多数患者术中及术后无须输血，从而大大降低了输血诱发排斥反应的风险。手术相关并发症的减少还可以令患者尽快度过围手术期，缩短住院时间和降低治疗费用。

（3）规范、负责的肾移植术后随访：手术的成功只是万里长征的第一步，对受者来说规范的术后随访才是最终决定移植肾能否长期存活最重要的因素。说起来最简单的事情，往往做起来没有那么简单，这需要患者和移植医生两方共同的努力。

58. 移植肾可以存活多久？

移植肾存活的时间长短因人而异，影响因素众多，包括供肾冷缺血时间、移植次数、免疫抑制用药种类和组合、排斥反应、移植肾功能恢复正常的时间、术后肌酐水平、急性肾小管坏死、移植肾功能恢复延迟、并发症等。

临床中一般使用肾移植术后不同时间节点的移植肾存活率作为评价肾移植预后的指标。目前国内各大移植中心的术后 1 年移植肾存活率为 95% 左右，5 年移植肾存活率为 75% 左右，10 年移植肾存活率为 50% 左右。也就是说，大约 50% 的肾移植患者的移植肾可以存活 10 年以上。亲属活体捐献肾移植存活时间总体优于公民逝世后器官捐献肾移植。国内有报道的肾移植患者最长存活时间已超过 40 年（患者先后经历两次肾移植），而国外报道的肾移植术后最长存活时间已超过 50 年（单次肾移植）。

59. 在决定肾移植后，患者需要经历怎样的流程？

在患者和家属综合考虑各方面因素最终决定肾移植后，尿毒症患者紧接着就要进入下面的流程（图 5-3），向成功的肾移植迈出第一步。

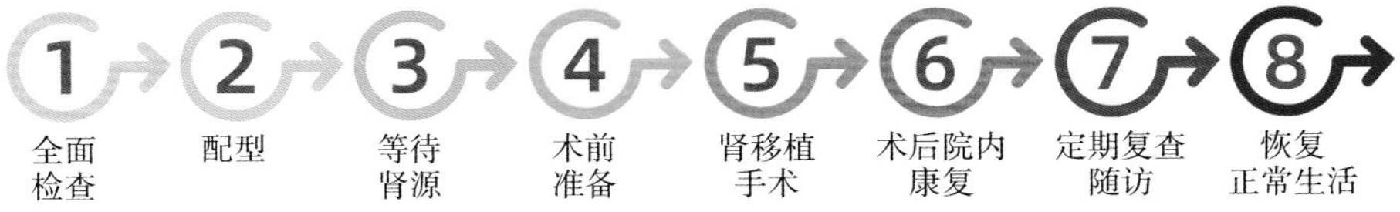

图 5-3　肾移植流程

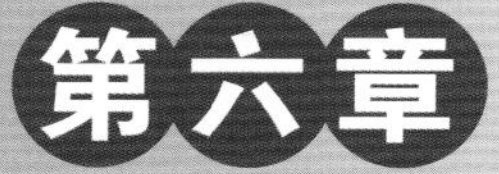

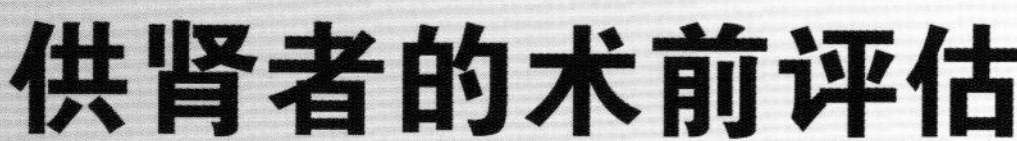

第六章 供肾者的术前评估

60. 供肾者有什么要求?

无论是亲属捐献还是公民逝世后捐献，对供者均有最基本的两点要求：一是器官本身的功能可以满足受者在接受器官移植后维持正常生活的需要；二是没有供者来源的疾病可能随器官传递给受者造成新发疾病的潜在风险。此外，对于活体供者而言，还要保证在完成器官捐献后供者本身的安全。因此，供肾者在进行捐献前必须进行严格的病史筛查和医学体检评估。

61. 供肾者术前评估的内容有哪些?

主要包括：病史筛查、组织配型、全身体检。

62. 供肾者需要筛查哪些疾病?

（1）高血压：高血压病会造成肾脏损害，一方面供体肾脏功能可能受到影响，另一方面可能造成捐献者的远期肾功能不全。

（2）糖尿病：糖尿病同样会造成肾功能受损，由于糖尿病受遗传因素的影响很大，因此一级亲属中有 2 型糖尿病病史者同样不适合捐献肾脏。

（3）恶性肿瘤：恶性肿瘤具有转移性，不能排除癌细胞随器官转移给受者的可能。

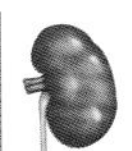

（4）感染：急性传染病和可能通过器官移植传播的传染病患者不适合捐献。

（5）肾脏疾病：需要排除遗传性肾脏病，如多囊肾。排除肾功能受损者，包括不明原因血尿及蛋白尿患者。肾结石虽不是捐献的禁忌，但反复复发的泌尿系结石患者不宜作为捐献者。肾脏良性肿瘤在手术治愈后，在评估剩余肾脏体积功能正常的前提下，可以考虑作为供肾。

63. 供肾者为什么要全面体检？

在进行肾移植术前会对捐献者进行全面体检，排除供体肾脏本身疾病，同时了解供肾动脉、肾静脉、肾盂及输尿管有无解剖变异，从而预估手术难度，保证摘取供肾的完整性。除了肾脏外，还有其他主要脏器的检查，如心、肺、肝等器官，以确保没有手术禁忌证，捐献者能够耐受手术。捐献者还要和受者进行配型检查，确认供、受者的匹配程度。

64. 供肾者术前检查项目包括哪些？

（1）一般项目：身高、体重、体温、心率、血压。

（2）组织配型：血型、HLA 配型、淋巴毒试验、群体反应性抗体检测。

（3）外科手术术前常规检查：血常规、尿常规、便常规、凝血功能、肝肾功能、血糖、血脂、血清病原学（乙肝、丙肝、梅毒、艾滋病）、病毒检测、心功能、肺功能、胸部 X 线或 CT、腹部超声（肝、胆、胰、脾）、泌尿系超声（肾、输尿管、膀胱）。

（4）供肾特殊检查：肾小球滤过率测定、肾脏及肾血管结构（肾脏增强 CT 及血管成像）。

65. 为什么要进行组织配型？

人体中，各种有核细胞（指白细胞、血小板及各种组织细胞）的细胞膜上存在着 MHC 抗原，反映着个体遗传类型的组织细胞的特异性，它们对于组织移植能否成功起决定性作用。当供肾者组织抗原与受肾者组织抗原相同或近似时，则被认为是“自我”的物质，不引起免疫反应，可以接纳而不被排斥。若两者不相同，则被认为是“非我”的物质，可引起免疫反应，移植物随之被排斥，难以存活。这就说明：移植肾脏能否被接纳存活，须看供肾者与受肾者之间的组织相容性抗原是否一致。不一致即可引起移植免疫反应，发生排斥现象，严重时发生超急性排斥反应，如不及时地切除移植的肾脏，可能危及患者生命。因此，做肾脏移植前，必须进行严格的组织配型。

66. 组织配型都有哪些项目？

主要包括血型、淋巴细胞毒试验、人类白细胞抗原系统和群体反应性抗体检测。

（1）ABO 血型配型：人类的红细胞血型有多种，包括 A 型、B 型、O 型和 AB 型。血型与移植关系非常密切。若血型不匹配，移植到体内的肾脏极易发生排斥反应，造成移植肾脏失去功能。因此，行肾脏移植手术之前必须进行严格的血型检验，使之符合输血原则（表 6-1），最佳选择是使供者和受者血型相符。

表 6-1　ABO 血型输血原则

某人血型	可接受的血型	可输给的血型
A	A、O	A、AB
B	B、O	B、AB
AB	A、B、AB、O	AB
O	O	A、B、AB、O

O 型供者可以给任何一种血型的受者；AB 型受者可以接受任一血型的供者。但最佳原则仍然是供、受者血型完全相同。

（2）淋巴毒试验：淋巴毒试验，全称为“补体依赖性淋巴细胞毒交叉配合试验”或 CDC 试验（complement dependent cytotoxicity test），该试验的目的是检测肾移植受者体内是否含有大量的对供者淋巴细胞具有杀伤作用的抗体，从而确定该受者是否适合接受该供者的肾脏。此试验具有特异性强、较敏感，能检测出最高稀释度的抗体，能很快得出结果。

其原理是：血清中的抗体与细胞表面相应抗原结合后，激活补体系统，损害细胞膜，使细胞膜的通透性增加，细胞溶解。这种抗体称为细胞毒抗体。试验时，将含有细胞毒抗体的血清与淋巴细胞和补体共同培育，淋巴细胞即被杀伤，细胞膜通透性增加，细胞外的染料得以透过细胞膜进入细胞内，使细胞质着色，这种着色的细胞称为死细胞。死细胞的数目越多，说明受肾者与供肾者的组织相容性越差。

肾移植要求受者血清与供者淋巴细胞的淋巴细胞毒试验阴性，即淋巴细胞毒试验的细胞杀伤率要小于 10%，10% ~ 15% 为弱阳性，如大于 15% 为阳性。此试验是现有试验中最主要的参考指标。一般条件下，尽量选择数值最低的受肾者接受移植。

（3）HLA 配型：HLA 是“人类白细胞抗原”的简称，是人类机体中最为复杂的抗原系统，在同种移植中起着十分重要的作用。HLA 分为 HLA-1 类、HLA-2 类抗原。HLA-1 类抗原存在于所有有核细胞的表面，如白细胞、组织细胞，它包括 HLA-A、B 和 C 位点；HLA-2 类抗原只表达于抗原呈递细胞（如 B 细胞、树突状细胞、巨噬细胞等）、胸腺上皮细胞、血管内皮细胞等，它包括 HLA-DR、DP、DQ 位点。

HLA 不同位点的抗原所起的作用不尽相同。一般认为，HLA-DR 抗原位点最为重要，与肾移植的近期存活有关，而 HLA-A 和 HLA-B 抗原位点与肾移植的远期存活关系密切。1976 年美国国立卫生研究院外科学院统计全世界的肾移植结果：同卵双生者间肾移植可以长期存活；同胞间的肾移植存活率最高，HLA-A 和 HLA-B 位点相同者 5 年存活率可达 69.1% ~ 74.3%，亲子间肾移植次之，无亲缘关系的肾移植存活率最低。如果有可能，应要求有尽可能多的 HLA 位点相同。

（4）群体反应性抗体：群体反应性抗体（panel reactive antibody，PRA）是判断移植受者免疫状态的常用指标。肾移植受者术前必须检测血清中是否存在 HLA 抗体。根据检测结果判断病员的免疫状态和致敏程度。致敏程度分为：无致敏 PRA= 0 ~ 10%；中度致敏 PRA=11% ~ 40%；高致敏 PRA ≥ 40%。随着 PRA 的升高，移植肾存活率依次下降。中、高度致敏与临床超急性排斥反应关系密切。特别是如果 PRA ＞ 80%，一般认为是移植的禁忌证，除非可以找到 HLA 完全相配的供肾。PRA 阳性者要确定针对性的抗体，在进行 HLA 配型时尽量避免有抗体的位点。

67. 活体供肾者需要做哪些心理准备？

（1）目前在我国，捐献者的供肾摘取手术属于针对健康人的手术，绝大多数地方的医保都没有覆盖，术前检查和手术费用可能要自费。

（2）手术可能会影响以后工作和生活，包括就业或者婚嫁。

（3）手术创伤不可避免，术后头几天会有切口疼痛等不舒服的感觉。

（4）所捐献的肾脏，在少数受者体内仍然会出现排斥反应等并发症，导致肾功能恶化，甚至很快失去功能。

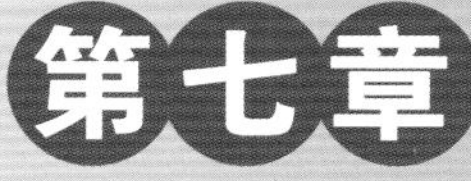

第七章 亲属活体供肾摘取术及围手术期护理

68. 亲属供肾首选哪一侧肾脏?

一般首选左肾。解剖学上，左肾静脉长度比右肾更长，在其他血管条件相同的情况下，供肾首选左侧肾脏更利于移植术中的血管吻合。但若术前检查发现左肾解剖结构变异，如多支肾动脉或肾静脉、重复肾、重复输尿管等，医生可能会选择右侧肾脏作为供肾以降低手术难度及术后并发症的发生率。

69. 供肾摘取术前有哪些术前准备?

（1）供肾者入院后需要再次进行外科术前各项检查检验，并签署手术同意书。

（2）术前需要禁食 8 小时，禁水 4 小时，以防止麻醉后呕吐引起窒息或吸入性肺炎。

（3）术前需要做抗生素皮试，排除药物过敏情况，术中及术后会预防性应用抗生素预防感染。

（4）术前一晚需要进行清洁灌肠，以防止术中大便排出污染手术台及术后腹胀。

（5）术前需洗头、理发、修剪指（趾）甲、洗澡，更换干净病号服。

（6）进入手术室前，需取下假牙、发夹、眼镜、手表、首饰、手机等物品，交由家属保管。

（7）吸烟供者术前至少戒烟 1 个月，以免术后发生肺部感染。

70. 供肾摘取术的手术方式是怎样的?

目前，各移植中心的供肾摘取术大多采用微创手术方法，腹腔镜或机器人供肾切取术逐渐成为常规手术方式，微创手术具有手术创伤小、术后恢复快的优点。但受限于肾脏本身大小，除几处微创切口外，体表仍会留有长度 5 ～ 7 cm 的手术切口用于取出肾脏。

肾脏从供者体内取出后，会第一时间进行器官保存液灌注及供肾修整，一方面排出肾脏内残余血液避免血栓形成，另一方面将肾脏温度迅速降至 0 ～ 4 ℃以缩短热缺血时间，保存器官活性。供肾修整术则进一步修整供肾动静脉及输尿管，同时最大化去除供肾周围残留的供者组织，利于接下来肾移植手术的操作。修整后的肾脏装入专用的肾袋中，置于低温环境保存，等待被植入受者体内。

71. 供肾术后身上留有几根管子，有什么作用?

手术完成后，一般留有两根管路，分别是导尿管和肾周引流管。

导尿管用于监测供肾摘取后供者的尿量、尿液颜色和性状，同时结合血液检验，评估保留一侧的肾脏功能。医生会根据情况适当调整输液量，保证患者出入量的平衡。待术后恢复良好，供者可自行排尿后，导尿管即可拔除。

肾周引流管主要用于引流术区创面渗出液，避免血肿形成，促进创面恢复。更为重要的是，通过引流管观察术后出血情况，一旦出现大量血液由引流管流出，则需要及时止血或手术探查，对供肾者的术后安全非常重要。一般术后引流量会逐渐减少，当 24 小时引流量低于 10 mL 后可予以拔除。

72. 供肾者术后何时可以进食?

排气后即可进易消化流食或半流食，如米汤、藕粉、牛奶等，然后逐渐过渡至软食，如稀饭、面条、鸡蛋羹等，以进食后不出现腹胀为标准。排便后即可完全正常饮食。术后早期宜加强营养，少量多餐，以促进伤口愈合和体力恢复。

73. 供肾者术后何时可以下床活动?

术后 1 ~ 2 天即可下床活动。供者清醒后如无明显不适，可适当抬高床头，以“循序渐进”为原则，逐渐完成床上翻身、床边静坐、床边站立，并逐步下床活动。早期活动有助于预防肺部感染，促进胃肠道蠕动功能恢复，利于尽早排气排便，也有利于手术创面引流。首次下床时，动作宜缓慢，须有陪护人员在旁搀扶。需要注意保护引流管及导尿管，防止因牵拉脱出。

74. 供肾者术后几天可以拆线?

拆线时间需要视伤口愈合情况而定，一般情况下术后 7 ~ 9 天可以拆线。

75. 供者捐肾后身体会变得虚弱吗?

不会。在捐肾之前，医生已对供者身体进行了全面的体检和评估，只有在能够保障供者安全的前提下，供肾手术才有可能实施。单侧肾脏即可满足人体正常生理需要，并不影响供肾者的长期存活。但手术本身造成的伤害不可避免，如术后伤口疼痛、术区伤口局部皮肤感觉异常等。随着时间流逝，大多可自行恢复。

76. 供肾者出院后需要注意些什么?

(1)保证充足营养，但需要合理控制体重。体重增加会使患糖尿病、高血压的风险增加，后者会对肾脏造成损害。

(2)充分休息，劳逸结合。术后短时期内避免剧烈活动，防止伤口开裂或出血。

(3)避免在没有医生指导的情况下使用肾毒性药物，如氨基糖苷类抗生素(庆大霉素、链霉素、阿米卡星等)、喹诺酮类抗生素(左氧氟沙星、环丙沙星、莫西沙星等)、非甾体类药物(阿司匹林、布洛芬、吲哚美辛等)、磺胺类药物、造影剂及抗肿瘤药物。

(4)每年定期体检，监测血压、血糖，若发现尿液异常或肾功能异常，及时就诊。

第八章

肾移植受者的术前准备

77. 肾移植受者入院后需要经历哪些检查?

（1）血液及排泄物检查：血尿便三大常规、肝肾功能、血糖、血脂、电解质、凝血功能、传染病检查（肝炎、梅毒、艾滋、结核等）、病毒系列检查（CMV 病毒、BK 病毒、JC 病毒、EB 病毒）、肿瘤标志物、甲状旁腺素、免疫相关检测（配型及抗体）等。

（2）影像学检查：胸部 CT、心电图、心脏超声、肝胆胰脾肾脏超声、双侧颈部血管超声（选择术中颈静脉穿刺置管方式）、双侧髂血管超声（选择移植肾吻合方式）或者下腹盆腔 CT、下肢静脉超声（确认有无下肢静脉血栓可以预估术后长期卧床有无肺栓塞风险）。

以上检查检验可以快捷有效地完成术前主要脏器功能的评估，令医生对患者术前的一般状况有所了解，以预估手术风险，确保患者手术能够安全顺利地完成。

78. 准备做肾移植的尿毒症患者，检查发现体内有 PRA 抗体怎么办?

抗体阳性的患者，在移植中属于高危。因为患者体内有大量的预存抗体，说明他此前有过外来抗原入血（如输血、怀孕、微生物感染等），恰巧那个时候他的免疫系统非常活跃，所以发生了很强的免疫应答。造成两个后果：第一，体内大量地预存抗体；第二，可能还有更多的记忆性淋巴细胞，潜伏在全身各处的淋巴结里。

（1）体内大量预存抗体，这是看得见的风险，就好像航船看到了海面的浮冰。如果肾脏的抗原恰好与抗体匹配，就会发生超急性排斥反应。因此，在选择肾脏的时候，要避开这些抗体。最好术前还要进行血浆置换，把体内的 2000 mL 血浆连同抗体一起换掉。

（2）就像浮冰下方，可能有更大的冰山。患者体内除了能查到的抗体，可能还有更多活化过、现转入休眠状态的淋巴细胞。所以，就算避开抗体、换血清除抗体，体内的淋巴结里还有很多记忆性淋巴细胞。移植后这些记忆性淋巴细胞可能会被迅速激活，发生加速性排斥反应。因此，术前、术后需要的免疫抑制剂用量更大也更强，但这又可能造成免疫抑制过度，有继发感染的风险。

（3）移植学、免疫学还在不断发展，还有很多东西暂不清楚。对于高危患者，即使该做的都做了，仍然可能发生排斥或感染，导致人财两空。

所以，对于 PRA 抗体阳性的移植高危患者，患者和家人要慎重考虑可能将要面临的风险。

对于 PRA 阳性患者来说，最理想的状态是供体的配型成功地躲开了大部分抗体，术前做一次全血浆置换（需要用到 2000 mL 血浆），提前服用抗排斥药物，并且用一些更强的免疫诱导药物，如丙种球蛋白等，而且术后要特别小心感染。

79. 肾移植术前需要透析吗？

需要。术前已经规律血液透析患者，一般在术前 24 小时内需要增加透析 1 次，以改善心功能、纠正体内酸碱和水电解质紊乱。动静脉内瘘所在肢体需进行标注，避免术中、术后在此处测量血压及穿刺输液。腹膜透析患者，正常维持透析至术前，在进入手术室前排空透析液。

80. 肾移植术前评估一定要做冠脉 CT 造影检查吗？

尿毒症患者，可能还会有高血压、高脂血症、糖尿病、高龄、吸烟、肥胖等多种冠心病危险因素，导致冠脉存在不同程度的狭窄。

严重的冠脉狭窄，即使在透析阶段，也有心绞痛乃至心梗发作风险；更不要说在肾移植围手术期，患者在经历麻醉、失血、应激状态、术后疼痛、心脏负荷加重等刺激后，都可能诱发心梗。所以，术前一定要排查这个致命的隐患，进行严格的病史筛查和合理的化验检查，必要时进行冠脉CT检查，以免出现心梗等危及生命的情况。

如果发现冠状动脉严重狭窄，需要放置冠脉支架，术后需要吃两种抗血小板药物。一般半年之后，血管支架内会有一些内皮生长过来，短期内停用抗血小板药物后血栓形成的概率会小一点，此时就可以考虑肾移植手术了。

肾移植术前1周、术后1周之内，应该停双联抗血小板药物，用低分子肝素皮下注射，维持一定的抗凝作用。肾移植术后1 ~ 2周，可以停用肝素，逐步恢复口服阿司匹林和硫酸氢氯吡格雷。一般来说，冠脉支架置入术后，双联抗血小板药物（阿司匹林+氯吡格雷）需使用1年，单抗阿司匹林需终身服用。

81. 肾移植受者术前需要准备哪些物品?

肾移植患者住院周期较长，术后往往还需要进入ICU监护。因此，需要准备个人生活用品用于围手术期和术后院内恢复期的一般生活护理。由于每个医院要求略有差别，具体请按照各医院要求进行准备，下列物品清单仅供参考。

（1）洗漱用品：毛巾、牙具、脸盆、拖鞋、香皂、木梳、剃须刀等。

（2）生活用品：换洗衣裤、晾衣架、肥皂、卫生纸、饭盒等。

（3）护理物品：带有刻度的喝水杯、吸管、便盆、隔尿垫等。

82. 肾移植受者将要面临的风险有哪些?

首先是手术的相关风险，手术成功与否是尿毒症患者能否获得新生的前提。在成功的肾移植手术后，为保证移植肾的长期存活，需要受者终身服用免疫抑制药物以预防和治疗排斥反应。但由于免疫抑制剂本身具有毒性作用，容易引起人体出现各种不良反应，药物治疗窗十分狭窄，极易出现药物浓度不足或过量的情况。药物浓度不足会导致排斥反应，而药物浓度过高则会诱发感染和药物副作用。综上，肾移植受者即将面临的风险主要包括 4 个方面：手术风险、排斥反应风险、全身感染风险、长期服用免疫抑制药物引起不良反应的风险。

83. 受者术前需要做哪些心理准备？

一个是放松，另一个是信任。放下紧张和焦虑的情绪，对医护给予充分的信任。引用某位肾移植患者的感言：那种感觉就像，过去万般劫难，仿佛历尽一生，渡劫后便是重生。做好一个患者分内的事情，把剩下的交给医生和时间。

84. 手术当日需要配合医护人员完成哪些准备工作？

（1）受者入院后需要完善术前的各项检查，同手术医生及麻醉医生谈话，并签署《手术知情同意书》《输血治疗同意书》《授权委托书》《麻醉同意书》。

（2）术前需要禁食 8 小时，禁水 4 小时，以防止麻醉后呕吐引起窒息或吸入性肺炎。

（3）术前需要做抗生素皮试，排除药物过敏情况，术中及术后会应用抗生素预防感染。

（4）术前一晚需要进行清洁灌肠，以防止术中大便排出污染手术台及术后腹胀。

（5）术前需洗头、理发、修剪指（趾）甲、洗澡，更换干净病号服，佩戴好患者腕带。

（6）进入手术室前，需取下假牙、发夹、眼镜、手表、首饰、手机等物品，交由家属保管。

85. 肾移植术前就已经开始使用免疫抑制药物了吗?

是的。患者一般在术前开始使用免疫抑制剂进行免疫诱导，包括口服及静脉滴注的免疫抑制药物，如甲泼尼龙、他克莫司、吗替麦考酚酯、巴利昔单抗、利妥昔单抗、兔抗人胸腺细胞免疫球蛋白等。

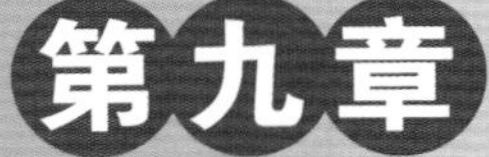

第九章 肾移植手术

86. 一个完整的肾移植团队有哪些成员？

病房团队（主治医生、管床护士），器官获取组织（Organ Procvrement Organizations，OPO）团队（负责供体维护、器官获取），手术室团队（主刀医生、第一助手、第二助手、麻醉医生、巡回护士、器械护士），药房药师，检查检验辅诊科室技师，临床转运支持人员。

为了一台成功的肾移植手术，会有数十名的医药技专业人员在看得见和看不见的地方紧密配合，共同付出努力和劳动。举例来讲，一台亲属活体供肾移植手术实际包含了三台手术：①供肾摘取术；②供肾修整术；③肾移植术。仅手术室团队就至少需要 8 名手术医生、2 名麻醉医生、2 名器械护士和 3 名巡回护士，共计 15 人分工配合完成这样一台手术。

87. 肾移植手术采取什么麻醉方式？

全身麻醉（全麻）是肾移植手术最常用的麻醉方式。其他可供选择的麻醉方式还包括硬膜外麻醉或全身联合硬膜外麻醉，具体麻醉方式需要麻醉医师根据患者情况做出个体化选择。

88. 肾移植手术需要输血吗？

患者在没有免疫诱导和维持治疗前输血，尤其是输入带白细胞的血，容易产生抗体，增加移植术后排斥反应的风险。一般可以建议通过应用促红细胞生成素及补铁来纠正贫血，以避免输血带来的潜在风险。

如果在肾移植围手术期已经采用了免疫诱导和维持措施，即患者应用了免疫抑制剂后，输血是比较安全的。尤其是，尿毒症患者本身合并肾性贫血，若肾移植术中出血渗血较多，并可能影响到移植肾血流灌注时，应该输血，这有利于移植肾的功能恢复。

89. 肾移植手术过程是怎样的？

经过多年发展，肾移植手术已经实现了常规化和流程化，手术过程主要包括以下几个步骤。

（1）髂窝的暴露：逐层切开皮肤、皮下组织、肌肉，充分暴露髂窝空间及髂窝部位血管，视情况选择是否保留精索及腹壁下动脉。

（2）血管的吻合：将移植肾的静脉和动脉分别与受者的髂血管吻合，并开放血流。

（3）尿路的重建：将移植肾的输尿管与受者的膀胱吻合，进行移植肾尿路重建，同时留置移植肾输尿管支架管（内支架或外支架）。

（4）切口的闭合：摆放移植肾位置，在移植肾周留置引流管，并逐层缝合手术切口。

虽然描述肾移植手术的流程就好像“把冰箱门打开、把大象装进去、把冰箱门关上”一样简单，但实际的手术过程要复杂得多，一名肾移植医生不单需要具备精湛的手术技巧，还需要具有应对各种突发情况和并发症的能力。

90. 肾移植手术要多长时间？

一般需要 2 ～ 4 小时。患者进入手术室后首先要进行麻醉前准备，麻醉医师和护士会为患者进行动静脉穿刺，以及留置颈静脉置管，用于监测血压及静脉输液。此后麻醉医师开始进行麻醉，整个麻醉过程需要 0.5 ～ 1 小时。麻醉成功后，医生会进行手术区域的皮肤消毒、留置导尿管等术前准备工作，并通过导尿管向膀胱内灌注生理盐水使膀胱充盈，以利于下一步输尿管与膀胱吻合的手术操作。真正意义上的肾移植手术需要 2 小时左右。术后患者还要经过麻醉后的苏醒，苏醒时间视患者情况有所不同，需要 0.5 ~ 1 小时，待患者生命体征平稳后才可以推出手术室，返回病房或重症加强护理病房（intensive care unit，ICU）。

91. 肾移植手术结束后身上会留有哪些根管子，都有什么作用？

（1）颈静脉置管：属于中心静脉导管，流量大，是重要的血管通路。主要用于术后输液，还可用于测量中心静脉压以评估患者体内的容量负荷。

（2）移植肾输尿管支架管（内支架或外支架）：主要作用是用以术后早期支撑输尿管膀胱吻合口，促进吻合口愈合，减少术后尿漏和吻合口狭窄风险。如果放置的是外支架，支架管还有一个作用是可以直接将移植肾产生的尿液引流出体外，直观地监测移植肾尿量。

（3）导尿管：留置导尿管可以避免长期废用的膀胱过度充盈而导致吻合口漏尿或者破裂。更重要的是留置导尿可以用于监测尿量，和移植肾输尿管外支架一同计算患者总尿量，并可以区分新、旧肾脏来源的尿量。如果患者留置的是内支架，则一般术后 5 天可拔除尿管，也可术中将内支架与导尿管以丝线固定在一起，术后 1 周拔除尿管的同时带出内支架。如果患者留置的是外支架，随着患者术后恢复，用于固定输尿管支架管的可吸收线逐渐脱落，导尿管的尿量逐渐增多，输尿管支架管尿量逐渐减少，直至输尿管支架管完全拔除。

（4）移植肾周引流管：用于移植肾周创面血液和渗出液的引流，避免血肿形成，促进创面恢复。更为重要的是，通过引流管观察术后出血情况，一旦出现大量血液由引流管流出，则需要及时止血或手术探查，对患者的术后安全非常重要。一般术后引流量会逐渐减少，当 24 小时肾周引流量低于 30 mL 且影像学检查确定移植肾周无明显积液后可予以拔除。

第十章

肾移植术后早期护理

92. 肾移植术后为什么最好进入 ICU 隔离监护?

肾移植术后早期患者生命体征尚不平稳，同时移植术后需使用大剂量的免疫抑制药物，大大增加术后感染的发生率。因此，术后早期患者需要进行频繁的心电图、血压、体温、尿量、血气分析监测。ICU 的设施要求高于普通病房，由专职护士负责 24 小时护理，严密监测生命体征，及时做好各项治疗，并备齐急救用品。若条件允许，肾移植术后最好进入 ICU 进行隔离监护。

一般来说，肾移植术后患者在 ICU 内度过术后危险期后（术后 1 周左右）即可转入普通病房继续治疗。

93. 肾移植术后需要监测的指标有哪些?

（1）体温、呼吸、血压、心率：生命体征的监测是基础，术后早期体温轻度升高属于正常现象，一般不超过 38.5 ℃。术后早期血压可适度维持在较高水平（收缩压 150 mmHg 左右），有利于移植肾的血流灌注。血压过低（收缩压＜ 110 mmHg）会减少移植肾的血流，导致尿量减少。如果血压过高（收缩压＞ 180 mmHg）则易引起伤口出血，或引发心脑血管等意外。

（2）液体出入量：入量 = 输液量 + 饮水量，出量 = 导尿管尿量 + 移植肾输尿管支架管尿量 + 肾周引流量。术后每小时记录 1 次尿量，同时需要观察尿液颜色和性状。每日准确记录患者液体出入量，有助于控制患者体液平衡，保证患者安全，促进术后恢复。

（3）血气分析：通过血气分析快速了解患者内环境情况，并及时作出相应处置。一般术后早期每 4 小时检查 1 次，若患者恢复良好则逐渐减低检查频率。

（4）中心静脉压：通过中心静脉导管测量，是控制液体出入量的有效依据。

（5）血液检验：血常规、肾功能、电解质、凝血功能、C- 反应蛋白、B 型纳尿肽及心肌酶等血液检验在术后早期建议每天 1 次。免疫抑制药物他克莫司血药浓度建议术后 1 周内监测 2 ～ 3 次。

（6）移植肾彩超：必要时行床旁移植肾超声检查。

94. 肾移植术后服用的免疫抑制剂包括哪些？

肾移植术后首日患者即开始服用免疫抑制剂，空腹服药，每日 2 次。目前各移植中心普遍采用“三联治疗方案”预防和治疗排斥反应，即三种药物联合服用——他克莫司或环孢素 + 霉酚酸酯 + 激素。

95. 肾移植术后何时可以进食？

排气后逐步恢复饮水、饮食。

经历麻醉后胃肠道活动减弱，进入消化道内的水和食物不能及时下行，容易淤积在胃部导致腹胀、腹痛，严重者可能造成呕吐误吸，引起吸入性肺炎或窒息。术后早期应限制饮水和进食，直到肛门排气（俗称放屁）。此时，标志胃肠活动已恢复，可以开始逐步饮水和进流食，如米汤、藕粉、蛋花汤等。然后逐渐过渡至半流食，如稀饭、面条、鸡蛋羹等。排便后即可完全正常饮食。

96. 肾移植术后早期饮水饮食需要注意什么?

饮水量掌握“量出为入”的原则，简单来说就是有多少尿才能喝多少水，还要提前减去输液量，即饮水量 = 尿量 – 输液量。尤其是在术后出现少尿或无尿的情况下，更要限制水分的摄入，避免水肿、高血压、心力衰竭等并发症。

术后早期恢复饮食后应以高能量、高营养为原则，以促进伤口愈合和体力恢复。少食多餐，要保证足够热量，避免过量摄入蛋白质含量丰富的食物，不食用油炸食物。

97. 肾移植术后多久可以下床活动?

一般肾移植术后 3 ~ 5 天可下床活动，但术后早期即可在床上适当进行身体活动。

术后当天需平卧，术后 1 天逐渐过渡到半卧位，术后 2 ~ 3 天尝试在床上完全坐起，术后 3 ~ 5 天逐渐过渡到下床活动。建议遵循“床上坐起 → 床边双腿下垂 → 靠床站立 → 扶床行走”的顺序逐步恢复下床活动。

98. 肾移植术后早期活动有哪些好处?

部分患者术后早期由于伤口疼痛或恐惧心理，躺在床上不敢活动，甚至术后几天仍然不敢翻身。实际上这种行为对术后恢复非常不利，容易造成腹胀、便秘、肺部感染、下肢深静脉血栓，若肺部感染严重或血栓脱落堵塞重要器官，如肺、脑，则会危及患者生命。

预防胜过治疗。术后早期即在床上恢复活动，如坐起、活动下肢、咳嗽排痰、练习吹气球等，有助于预防肺部感染和下肢静脉血栓、促进胃肠道蠕动，同时也有利于手术创面引流。活动过程中需要注意保护身上携带的管路，防止牵拉或脱出。

99. 什么是肾移植术后多尿期?

部分患者肾移植术后早期会进入多尿期。多尿期每天患者尿量会在 2000 mL 以上，甚至可以多达 5000 mL 甚至 10000 mL 以上。肾移植术后多尿期的原因可能有两个：一方面，患者肾移植前一直处于尿毒症阶段，身体内积聚了大量多余的水分，在肾功能重新恢复的过程中，这些水分开始通过肾脏进行排泄，导致尿量增多。另一方面，在移植肾从获取到完成移植前，会经历数分钟至数小时不等的缺血时间，肾移植完成后血流重新开放，肾脏的缺血再灌注损伤不可避免，此时肾小管上皮细胞大量脱落坏死，进而导致肾小管对尿液中水分的吸收浓缩功能下降，从肾小球滤过的水分不能经由肾小管有效地重吸收，最终出现在尿液中导致多尿。

100. 为什么有些患者肾移植术后仍然少尿或无尿?

部分患者肾移植术后会经历一段时间的少尿或者无尿，若术后 1 周之内需要进行至少 1 次透析治疗，则称为移植肾功能延迟恢复。其原因可能包括供肾缺血时间长、排斥反应、药物肾毒性、血压或血容量不足导致肾脏低灌注等。其主要病理基础为上述原因引起的急性肾小管坏死，需要等待肾小管修复重建后，移植肾慢慢恢复功能。多数患者的新肾脏一般可以在两周内逐渐恢复功能，有些可能 1 周内即可恢复，也有的需要 1 个月甚至更长时间。在肾脏恢复功能之前，患者仍需要进行一段时间的透析治疗，帮助患者改善内环境，等待移植肾恢复功能。

101. 肾移植术后部分患者的血肌酐为什么不能降至正常水平?

肾移植术后患者都希望血肌酐降得越低越好，然而肾移植术后不同个体血肌酐水平存在很大差异。原因包括：供肾者年龄和供肾缺血时间，受者的年龄、体重、免疫抑制剂血药浓度、免疫抑制方案等。术后早期血肌酐可能偏高，不能很快降至正常范围，但随着术后时间的延长，患者移植肾内尚未发挥功能的肾单位逐渐开始代偿，血肌酐水平会有不同程度的下降。

需要明确的是，肾移植的最主要目的是让尿毒症患者脱离透析、提高生活质量、逐渐回归社会。术后患者不应盲目追求过低的血肌酐，对术后肌酐水平应抱有平常心。即便术后血肌酐仍维持在相对较高水平，只要能够达到上述目的并将移植肾功能维护得当，肾移植手术就是成功的。

102. 什么样的患者肾移植术后容易恢复不好、恢复慢？

老年人、基础疾病多、身体状态差、透析时间长的患者，移植风险更大，术后恢复比较慢。

移植肾是种子，受体是土地。同样的种子，在肥沃土地和贫瘠土地的生长速度是不一样的。老年人、基础疾病多、身体状态差、透析时间长的患者，常伴有心脏功能不良、肾脏灌注不佳（如糖尿病、肾动脉粥样硬化）、体内炎性因子增多等，这些都会影响移植肾的恢复。

103. 肾移植术后如何保持大便通畅？

术后早期用力排便会增加腹腔内压力，容易导致移植肾移位，对移植肾造成不良影响。因此，肾移植术后早期切忌用力排便，一定要保持大便通畅，并养成良好的排便习惯，每 1 ~ 2 天要排便 1 次，连续 3 天未排便可适当服用缓泻剂。若大便干结难以排出，可以外用开塞露或灌肠导泻。饮食方面多吃新鲜水果和蔬菜等富含膳食纤维的食物，同时术后早期即开始适当活动有助于促进胃肠道蠕动，有利于排便。

104. 肾移植术后如何预防下肢静脉血栓？

下肢静脉血栓是外科术后的常见并发症，常见的临床表现是一侧下肢的突然肿胀疼痛，若血栓脱落随血流抵达肺部造成肺栓塞，可导致猝死。术后早期即在床上进行下肢运动可有效预防下肢静脉血栓，此外穿戴弹力袜、下肢气压治疗等也有助于预防下肢静脉血栓形成。若患者存在较高下肢静脉血栓形成或脱落的风险，术后医生会合理地应用抗凝药物加以预防。

105. 肾移植术后多长时间可以出院？

肾移植手术后，一般需要在移植 ICU 病房过渡 1 周，用心电监护仪进行 24 小时实时监护。24 小时后即可以在医生的指导下开始恢复床上活动，术后患者大概需要卧床 3 ～ 5 天。2 周左右可以考虑拆除切口缝线，并逐个拔除移植肾输尿管支架管、导尿管、颈静脉置管。若术后恢复顺利，一般 2 周至 1 个月即可出院，继续院外随访治疗。

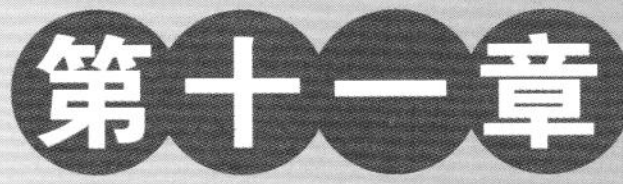

第十一章 肾移植术后复诊随访

106. 肾移植术后定期复诊随访有何意义？

结束了围手术期的住院治疗，肾移植患者之后就进入规律的门诊复诊和随访阶段。移植成功来之不易，肾移植患者出院后，千万不能有“肾移植手术成功就万事大吉”的思想，更不能对术后治疗检查掉以轻心，不按医嘱服药和复诊，并错误地认为“等人感到不舒服再来找医生也不迟”，这个时候，往往为时已晚，失去治疗机会，这样的例子在临床上屡见不鲜。只有通过定期复查，与大夫经常沟通，使医生能及时发现问题，重新审视免疫抑制剂方案是否合理，并及时处理，这样才可逆转或延缓患者的移植肾功能损害，将各种术后并发症控制在最低限度内，使患者带肾时间延长、生活质量提高。以往的经验表明患者复诊越频繁，依从性越好，效果就越好。因此，门诊复诊的意义重大，绝对不容忽视。

107. 肾移植术后需要多久复诊一次？

由于术后早期免疫抑制药物浓度波动较大，需要频繁监测并调整药物浓度在合理水平，因此门诊复诊的早期频率高，后期频率逐渐减低。

患者出院早期（3 个月内），由于移植肾功能、免疫抑制剂浓度等不稳定，感染和排斥的风险较高，一般要求至少每周复诊 1 次。如果患者病情平稳，可以逐渐延长复诊间隔，3 ～ 6 个月可以从 1 周延长到 2 周，6 ～ 12 个月可延长到 3 周或者 4 周，12 个月以后每 4 周复诊 1 次。如果复诊过程中，发现排斥、感染、各脏器功能不全等情况，则宜高频复查、严密随诊。理论上说，排斥反应终身随时可能发生。如果尿少、移植肾区胀痛、血尿等排斥反应的临床症状不明显，导致排斥反应已经发生了几个月才被发现，再处理就来不及了。因此我们一般要求，在患者医疗保障条件允许的情况下，移植时间再长也至少每 4 周复诊 1 次。特殊情况下，可适当延长复查间隔。

108. 肾移植术后复查的内容有哪些?

一般来说，肾移植门诊随诊的内容主要是为了监测移植肾功能、药物浓度、有无排斥、有无感染、有无其他器官功能损害等，因此，我们的习惯是：

每月复查：血常规 + C- 反应蛋白、尿常规（包括镜检）、肝肾功电解质、他克莫司浓度。每 1 ~ 3 个月复查 24 小时尿蛋白定量，这是评估尿蛋白变化的金标准。如果患者术前或者术后合并糖尿病，则建议每月复查空腹血糖，每 2 ~ 3 个月复查糖化血红蛋白。此外，应每 3 月复查血脂分析。另外，根据患者病情，术后 1 年内还建议定期监测巨细胞病毒、BK 病毒、细小病毒等感染情况，譬如笔者团队就重点每月监测尿 BK 病毒，一方面可以早发现、早处理 BK 病毒感染，另一方面也将其作为免疫监测网络的重要组成部分。

肾移植术后患者每年还应该进行全面的体检，重点在于防癌筛查和免疫评估，我们的习惯是：每年要做全面的体检，包括防癌查体，以及免疫评估。具体项目包括：心电图，24 小时动态心电 / 血压，心脏超声，颈动脉、椎动脉、锁骨下动脉超声，肺部 CT，腹腔盆腔 CT，肝胆胰脾泌尿系超声，移植肾超声，甲状腺超声，乳腺超声（女），妇科超声（女），甲功五项，甲状旁腺激素，肿瘤标志物，胃镜，肠镜，免疫筛查（PRA 抗体和淋巴细胞亚群检测）。

109. 肾移植术后的乙肝 / 丙肝患者复查需要注意什么?

肝炎患者为了防范“肝炎—肝硬化—肝癌”的发展线，建议：

（1）肝炎患者，每半年复查一次。肝硬化患者，每3个月复查一次。

（2）项目包括：肝功能，甲胎蛋白，乙肝相关检查，丙肝相关检查，腹部B超。如果腹部B超提示异常或者甲胎蛋白异常升高的话，再进一步做腹部CT或者磁共振检查。

110. 肾移植术后查淋巴细胞亚群，结果怎么看？

T淋巴细胞亚群检测中的CD 3、CD 4、CD 8的正常参考值范围：

CD3：60% ~ 80%；CD4：35% ~ 55%；CD8：20% ~ 30%；CD4/CD8比值：1.4 ~ 2.0。

其中，CD4/CD8比值作为免疫调节的一项重要指标，若其比值＞2.0或＜1.4，表明细胞免疫功能紊乱。

CD4/CD8＜1.4常见于：①接受免疫抑制剂治疗；②免疫缺陷病，如艾滋病的比值常小于0.5；③恶性肿瘤；④再生障碍性贫血、某些白血病；⑤某些病毒感染，急性巨细胞病毒感染。

CD4/CD8＞2.0常见于：自身免疫性疾病，如系统性红斑狼疮、类风湿关节炎、1型糖尿病等。

淋巴细胞亚群的结果对临床有一定的指导作用，但是不能仅根据其结果来评估患者免疫力甚至调整免疫抑制剂，必须在此基础上严密结合临床做出判断。

111. 抽血检查里的C-反应蛋白指标有什么作用？

C-反应蛋白是一个感染、炎症、排斥等的超敏预警指标，或者说“吹哨人”。如果高了不一定100%有问题，但是要高度警惕和关注。再结合患者的临床症状，譬如：有没有咳嗽、咳痰、胸闷、憋气？有没有尿频、尿急、尿痛？有没有恶心、呕吐、腹痛、腹泻？有没有移植肾肿胀疼痛？进而有针对性地完善检查，查找病因。

112. 肾移植术后多久可以闭合动静脉内瘘或拔除腹膜透析管?

血液透析患者的手臂通常留有动静脉内瘘，手术闭合动静脉内瘘的时机一般是在确认移植肾功能良好之后，通常为术后 1 年左右。对于腹膜透析的患者，若肾移植手术顺利可选择直接在术中拔除腹膜透析管，或者在术后 1 ~ 2 个月拔除移植肾输尿管支架管时一同拔除。

113. 肾移植术后，随访间隔和内容如何把控?

有患者提问说：我肾移植术后时间长了，肾功能也比较稳定，是否可以延长随访时间，譬如半年一次？是否可以简化随访内容？

答案是：恰恰相反。肾移植术后长期服用免疫抑制剂，更需要严格地定期复查（医疗条件好的患者，建议每月复查 1 次）。因为理论上来说，一旦发生排斥反应，或者出现药物的副作用（感染、肝肾毒性、骨髓抑制等），需及时处理，过了几个月才发现，往往再处理已经来不及了。

而且，在肾移植术后随访领域，如在免疫、感染、心脑血管、肿瘤、消化等领域，不断有新的进展，需要复查的项目也会不断更新，与时俱进。比如，最近几年，越来越重视吗替麦考酚酯暴露量、血尿 BK 病毒、血 PRA 抗体的监测，血糖、血脂、尿酸的管理，定期的防癌筛查等。这些增加的检查项目，和过去重视的他克莫司浓度监测一起，构成一个立体的网络，更精细地反映患者的身体状态，更精准地指导术后用药，能够更早地发现问题，从而做到早发现、早处理。

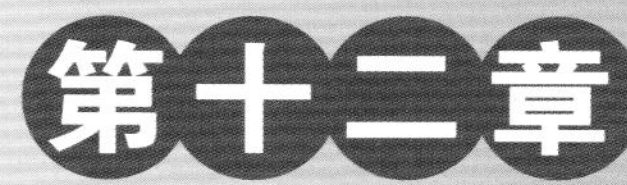

第十二章 肾移植术后患者院外自我监测

114. 院外自我监测很重要吗?

出院后，患者本人就是保护移植肾的第一道关卡，只有您才是保证自己身体健康的第一责任人。如果不进行日常的自我监测，将可能错过第一时间发现如急性排斥反应、感染等并发症的机会，错失治疗时机。此外，慢性病如高血压、糖尿病、高脂血症、心脏病等常常容易被忽视，直到其已经对您的身体或移植肾构成严重的损害才引起重视，往往为时已晚。

115. 院外自我监测都包含哪些项目?

（1）体温：最好每日记录 2 次（早上起床及晚上睡觉前），若腋温超过 37.5 ℃或者虽然腋温在 37 ~ 37.5 ℃但是伴随活动后气促或者尿频、尿急等症状，应及时到医院就诊，在医生为您开具处方之前不要轻易服用自购药物退热。

（2）尿量：每日记录 24 小时总尿量，如出现尿量减少或血尿应及时就诊。

（3）体重：每天在同一状态下测量体重并记录，最好在晨起大小便之后、早餐之前，穿同样的衣服测量。如果 1 天内体重增加了 1 kg，或 1 周内增加 2 kg 以上应及时就医。

（4）血压：每天至少早晚测量 2 次（早上起床后及晚上睡觉前），测血压前要休息 10 ~ 15 分钟，如血压突然升高，或出现头痛头晕等不适，应增加检测频率，必要时到医院就诊。

（5）血糖：适用于糖尿病患者，或肾移植术后新发糖尿病的患者。起初每天测量 4 次（三餐前及睡前），待血糖控制理想后，可改为每日 1 次（晨起空腹）。如空腹血糖低于 3.9 mmol/L 或高于 7.0 mmol/L，需要增加测量频率为每天 7 次（三餐前、三餐后半小时、睡前），若血糖控制不佳则及时就诊内分泌科进行降糖治疗。

（6）服药的种类及剂量：主要记录免疫抑制药物的增减情况。在医生认可之前，切勿随便改药、减药，不要私自服用任何止痛药、感冒药或中药。

116. 自我监测需要注意哪些发生排斥反应的信号？

（1）不明原因的体温升高：排除感染等其他原因，体温在 38 ℃以上。

（2）尿量减少：24 小时尿量低于 1000 mL，或者在没有腹泻、明显出汗的情况下尿量较昨日明显减少，或出现血尿。

（3）体重增加：1 天内体重增加 1 kg 以上，或 1 周内增加 2 kg 以上。

（4）移植肾胀痛：移植肾区肿胀、疼痛、压痛或伸直下肢感觉牵引痛。

（5）血压升高：不明原因收缩压持续性升高 30 mmHg 以上。

（6）不明原因的乏力、食欲减退等。

在当前强力免疫抑制剂使用情况下，很多时候排斥反应可能不典型。如果近期有漏服抗排斥药情况，出现尿量减少且体重增加，移植肾区痛或者腹胀情况，一定要高度警惕，及时就诊。如果出现上述情况中的任意一条，也要注意是否发生了排斥反应，需及时复诊或与医生联系。

117. 我如何记住这么多需要做的事情？

为了保证您的健康您必须去做很多事情：按时服药、按时复诊、调整饮食、坚持锻炼、自我监护。所以就非常有必要制订一个时间表，记录在什么时间将要做什么，每天检查一下要做什么或者有什么还没有做。把所有要服用的药物放在一个药箱里，制订一个服药时间表，记录每天在什么时间服用何种药物。甚至每日定好闹钟，提醒自己按时服用免疫抑制剂。

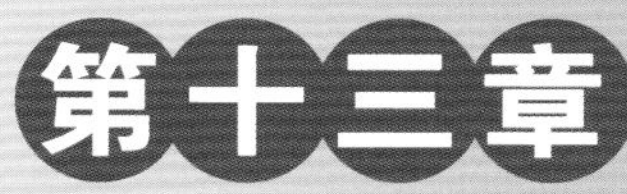

第十三章 肾移植术后药物管理

118. 肾移植术后为什么要终身服用免疫抑制剂?

肾移植术后患者自身免疫系统会识别外来异物（移植肾）产生免疫应答，然后发生强烈的排斥反应，进而损伤移植肾脏，影响移植肾功能，严重者可能危及患者生命。

免疫抑制剂是对机体的免疫反应具有抑制作用的药物。若用在普通人身上可以称为“毒药”，但对于肾移植患者来说，为了使移植肾脏可以免受自身免疫系统攻击，避免排斥反应，免疫抑制剂反而成为“救命药”，所以肾移植术后患者需要终身服用免疫抑制剂。

免疫抑制剂除了用于预防和治疗器官移植排斥反应外，还可用于治疗自身免疫病如类风湿性关节炎、红斑狼疮、皮肤真菌病、膜肾球肾炎、炎性肠病和自身免疫性溶血性贫血等。

119. 目前常见的免疫抑制剂都包括哪些药物?

目前常用的免疫抑制剂主要包括五大类（表 13-1）：①糖皮质激素类，如泼尼松、甲泼尼龙；②钙调磷酸酶抑制剂类（CNI），如他克莫司（FK506）、环孢素；③抗代谢类药物，如霉酚酸酯、硫唑嘌呤、咪唑立宾；④单克隆和多克隆抗体类，如巴利昔单抗、利妥昔单抗、抗人胸腺细胞免疫球蛋白；⑤哺乳动物雷帕霉素靶蛋白（mTOR）抑制剂，如西罗莫司。

表 13-1　常见免疫抑制剂一览表

分类	通用名	商品名	剂型
糖皮质激素	泼尼松片	强的松（PRE）	5 mg/ 片
	甲泼尼龙片	美卓乐、尤金	4、16 mg/ 片
	注射用甲泼尼龙琥珀酸钠	甲强龙	40、125、500 mg/支
钙调磷酸酶抑制剂	他克莫司胶囊	普乐可复（FK506）	0.5、1 mg/ 粒
	环孢素软胶囊	新山地明（CSA）、新赛斯平、田可	25、50、100 mg/ 粒
抗代谢类	吗替麦考酚酯胶囊	骁悉（MMF）	0.25、0.5 g/ 粒
	吗替麦考酚酯分散片	赛可平	0.25 g/ 片
	麦考酚钠肠溶片	米芙（EC-MPS）	180、360 mg/ 片
	咪唑立宾片	布累迪宁（MZR）	25、50 mg/ 片
	硫唑嘌呤片	依木兰（AZA）	50 mg/ 片
单克隆抗体	巴利昔单抗	舒莱	20 mg/ 支
	利妥昔单抗	美罗华	100、500 mg/ 支
多克隆抗体	兔抗人胸腺细胞免疫球蛋白	即复宁（ATG）	25 mg/ 支
	抗人 T 细胞兔免疫球蛋白	ALG	100 mg/ 支
mTOR 抑制剂	西罗莫司片	雷帕鸣（RPM）	1 mg/ 片

药物名称包括“通用名”及“商品名”。通用名是药物的法定名称，是通用的、非商品化的，也是医生最常用的。商品名是由药厂自行命名，同一通用名药物因生产厂家不同可以有多种商品名，但不同厂家的同一种药物在剂型方面可能存在差异，为了避免麻烦，建议患者在就诊开药时使用商品名。

120. 环孢素的药理作用、不良反应、注意事项都有哪些?

（1）药理作用：环孢素能特异、可逆地作用于淋巴细胞，抑制淋巴因子的产生和释放，但并不抑制造血干细胞和巨噬细胞。

（2）不良反应：包括肾毒性、肝毒性、神经毒性，可能出现手震颤、牙龈增生、汗毛增多及高血压等。

1）肾毒性：最常见和最严重的不良反应，发生率可达 70% 以上。表现为治疗的最初几周内血肌酐和尿素氮水平增高，且呈剂量依赖性，但可逆，当环孢素剂量减少时肾功能可恢复。

2）肝毒性：表现为与环孢素剂量相关的血浆胆红素和肝酶（转氨酶、乳酸脱氢酶、碱性磷酸酶）的明显升高，减药后肝功能可恢复。

3）神经毒性：表现为震颤、无力、头痛、手足灼烧感。

4）高血压：服用环孢素期间，要定期监测血压。

5）胃肠功能紊乱：表现为恶心、呕吐、食欲减退等。

6）血脂升高：建议监测血脂水平，必要时减少用药剂量或低脂饮食。

7）皮肤改变：表现为多毛、痤疮、皮疹。

8）诱发感染或恶性肿瘤：和其他免疫抑制剂一样。

9）牙龈增生：长期服用环孢素的一部分患者可能会出现牙龈增生，从而导致面部容貌呈“龅牙”样改变。

（3）注意事项：①服用环孢素的患者需要进行密切的随访，包括定期体检、监测血压和复查肝肾功能等，做好癌症筛查。②环孢素除了与糖皮质激素、霉酚酸酯合用外，不宜与其他免疫抑制剂合用，以免造成免疫抑制过度，导致感染机会增加和淋巴瘤的发生。③在使用环孢素治疗期间，疫苗接种的效果可能减弱，避免使用减毒活疫苗。

121. 他克莫司的药理作用、不良反应、注意事项都有哪些?

（1）药理作用：他克莫司能抑制钙调神经磷酸酶，导致 T 细胞内钙依赖性信号传导通路的抑制，从而抑制淋巴因子的生成。他克莫司能抑制细胞毒淋巴细胞的形成，后者是引起移植物排斥反应的主要因素。他克莫司还可以抑制 T 细胞以及 B 细胞的活化和增殖。

（2）不良反应：他克莫司作用与环孢素类似，但不良反应相对较轻。常见不良反应包括头痛、震颤、失眠、感觉迟钝等，药物浓度过高时可引起肾毒性和血糖升高。

1）神经系统异常：震颤、头痛、失眠、耳鸣、感觉迟钝，严重者可出现视力模糊、癫痫发作。

2）心血管系统异常：高血压、缺血性冠状动脉病、心动过速。

3）血液系统异常：贫血、白细胞减少、血小板减少。

4）消化系统异常：腹泻、恶心、肝功能异常、胃肠炎、口腔溃疡。

5）呼吸系统异常：呼吸困难、胸腔积液、咽炎、鼻炎。

6）肾脏异常：肾损伤。

7）皮肤异常：瘙痒症、皮疹、脱发、痤疮、多汗。

8）骨骼肌和结缔组织异常：关节痛、背痛、肢体疼痛、肌肉痉挛。

9）代谢和营养异常：高血糖（移植后新发糖尿病）、高钾血症。

10）感染：和其他强效免疫抑制剂一样，可增加患者的感染风险（病毒、细菌、真菌和原虫），如 BK 病毒相关肾病和 JC 病毒相关的进行性多灶性脑白质病。

11）肿瘤：接受免疫抑制治疗的患者发生恶性肿瘤的风险增加，如 EB 病毒相关的移植后淋巴增生性疾病和皮肤恶性肿瘤。

（3）注意事项：

1）他克莫司胶囊和他克莫司缓释胶囊之间不可随意转换，在没有移植专家严密监测的情况下改变剂型，可造成他克莫司全身暴露量出现差异，进而导致免疫抑制不足或过度，患者可能出现排斥反应或增加不良反应的发生。

2）进食（尤其是脂肪性食物）可以影响药物吸收。他克莫司胶囊建议在空腹，或餐前 1 小时，或餐后 2 ~ 3 小时服用，用水送服，以使药物最大吸收。

3）他克莫司与聚氯乙烯（PVC）不相容，避免用药过程中接触含 PVC 的导管、注射器和其他设备。

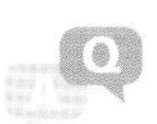

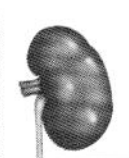

4）他克莫司在化学结构上类似大环内酯类抗生素，可能有交叉过敏反应，因此对大环内酯类药物（如：红霉素、罗红霉素、阿奇霉素、克拉霉素）过敏的患者，禁用他克莫司。

5）用药期间需要严密监测：血糖、血压、血常规、电解质（特别是血钾）、肝肾功能，若发现异常，及时调整免疫抑制治疗方案。

6）柚子可以增加他克莫司的血药浓度，应避免合用。五酯胶囊可以明显增加他克莫司的血药浓度，除非在移植医生指导下使用来提高他克莫司浓度，否则应避免合用。同时，避免服用含贯叶连翘的草药制剂，可能导致他克莫司血浓度下降和临床疗效的降低。

7）腹泻期间他克莫司血药浓度往往会明显升高，在腹泻发作期间需要严密监测他克莫司血浓度。

8）避免他克莫司和环孢素一同服用，患者由环孢素转换成他克莫司时，他克莫司首次给药间隔时间不超过24小时，但如果环孢素的血药浓度过高，应进一步延缓给药时间。

9）他克莫司与酒精同服，可加剧视力和神经系统障碍，服药期间禁酒。

10）患者发生淋巴瘤和皮肤癌的风险增加，建议限制阳光和紫外线暴露，外出应穿着防护性衣物，使用保护系数高的防晒霜。

11）和其他钙调磷酸酶抑制剂一样，他克莫司可引起急性或慢性肾毒性，尤其是高剂量使用时。因此，他克莫司与可能引起肾功能损害的药物合用时应谨慎。这些药物包括但不限于：氨基糖苷类、更昔洛韦、两性霉素B、顺铂、核苷酸反转录酶抑制剂（如：泰诺福韦）和蛋白酶抑制剂（如：利托那韦，茚地那韦）。同样地，与CYP3A4抑制剂一起使用时也应谨慎，如抗真菌药（如：酮康唑）、钙通道阻滞剂（如：地尔硫䓬，维拉帕米）和大环内酯类抗生素（如：克拉霉素，红霉素，醋竹桃霉素），这些药物可抑制他克莫司代谢而增加他克莫司全血浓度。

12）他克莫司可引起广泛的神经毒性，尤其是高剂量使用时。最严重的神经毒性包括：可逆性后部脑病综合征（posterior reversible encephalopatty syndrome，PRES）、谵妄和昏迷。PRES的症状包括头痛、精神状态改变、癫痫发作、视觉障碍和高血压。可通过放射检查确诊。如果疑似或确诊PRES，应维持血压控制，建议立即减少免疫抑制药物剂量。

这种综合征的特征是减少免疫抑制药物剂量或停药后症状立即恢复。严重性其次的神经毒性包括：震颤、感觉异常、头痛，其他变化包括运动功能、精神状态和感觉功能异常。

13）已报道使用他克莫司能导致高钾血症。应监测血钾水平。在使用他克莫司治疗过程中，在使用与导致高钾血症有关的其他药物（保钾利尿药，血管紧张素转换酶抑制剂和血管紧张素受体拮抗剂）前应慎重考虑。

14）高血压是使用他克莫司治疗的常见不良反应，可能需要抗高血压治疗。尽管常用的抗高血压药物都能控制住血压，但在使用与导致高钾血症有关的高血压药物（保钾利尿药，血管紧张素转换酶抑制剂和血管紧张素受体拮抗剂）前要慎重考虑。钙通道阻滞剂可能会增加他克莫司的血药浓度，因此应减少他克莫司的剂量。

15）虽然有些报道将他克莫司与西罗莫司联用来降低他克莫司的肾毒性。但目前尚无明确指南推荐他克莫司与西罗莫司联用，原因在于尚未确立肾移植患者同时使用他克莫司与西罗莫司的安全性和有效性。此外，在一项美国试验中，心脏移植患者同时使用西罗莫司（2 mg/d）和他克莫司时导致肾功能损害、伤口愈合并发症和胰岛素依赖型移植后糖尿病的风险增加，因此不推荐这种用法。

16）与细胞色素 P450 3A（CYP3A）强抑制剂和诱导剂联用。当没有密切监测全血谷浓度时，不推荐与细胞色素 CYP3A 强抑制剂（例如，利托那韦、酮康唑、伊曲康唑、伏立康唑、克拉霉素）和强效诱导剂（例如，利福平、利福布汀）联用。

17）已报道婴儿、儿童和成人，尤其是他克莫司血谷浓度高的患者易发生心肌肥厚，一般表现为超声心动图左心室后壁和室间壁厚度增加。出现这种情况的多数病例在减少剂量或停止治疗后恢复。对于使用他克莫司治疗时出现肾衰竭或心室功能障碍临床表现的患者，应考虑超声心动评估。如果确诊为心肌肥厚，应考虑减少他克莫司剂量或停药。

18）在接受他克莫司治疗期间不应使用活疫苗，包括（但不限于）：鼻内用流感疫苗、麻疹、流行性腮腺炎、风疹、口服脊髓灰质炎疫苗、卡介苗（BCG）、黄热病、水痘和 TY21a 伤寒疫苗。

122. 影响他克莫司药物浓度的药物都有哪些?

他克莫司属于大环内酯类抗生素，经肝脏CYP3A4酶代谢，凡是影响CYP3A4酶的药物都对其有影响。因此，若与能潜在改变CYP3A4酶代谢的药物合用时，推荐监测他克莫司的血浓度，调整他克莫司的剂量以维持相似的他克莫司暴露量。

（1）代谢抑制剂——增加他克莫司血药浓度：与抗真菌药物如酮康唑、氟康唑、伊曲康唑、伏立康唑、大环内酯类红霉素或HIV蛋白酶抑制剂（如利托那韦）发生较强的相互作用。与这些药物合用时，几乎所有的患者都需要降低他克莫司的剂量。

与克霉唑、克拉霉素、交沙霉素、硝苯地平、尼卡地平、地尔硫䓬、维拉帕米、达那唑、炔雌醇、奥美拉唑和萘法唑酮发生较弱的相互作用。

体外试验表明以下药物是他克莫司代谢的潜在抑制剂：溴隐亭、可的松、氨苯砜、麦角胺、孕二烯酮、利多卡因、美芬妥英、咪康唑、咪达唑仑、尼伐地平、炔诺酮、奎尼定、他莫昔芬、醋竹桃霉素。

葡萄柚汁能增加他克莫司血药浓度，应避免同时服用。

兰索拉唑和环孢素能潜在抑制由CYP3A4介导的他克莫司代谢，使其全血浓度升高。

（2）代谢诱导剂——降低他克莫司血药浓度：与利福平、苯妥英或贯叶连翘发生较强的相互作用。与这些药物合用时，几乎所有患者都需要增加他克莫司的剂量。

维持剂量的激素表明能降低他克莫司血药浓度。给予高剂量泼尼松龙或甲泼尼龙治疗急性排斥反应能潜在增加或降低他克莫司血药浓度。

卡马西平、安乃近和异烟肼能潜在降低他克莫司血药浓度。

123. 糖皮质激素的药理作用、不良反应、注意事项有哪些?

（1）药理作用：糖皮质激素具有抗炎、抗过敏、抗风湿和免疫抑制作用。

（2）不良反应：

1）类肾上腺皮质功能亢进样症状：长时间使用过量的糖皮质激素可以导致脂代谢和水、钠代谢紊乱，表现为满月脸、水牛背、向心性肥胖、痤疮、多毛、水肿、低血钾、高血压（图 13-1）。

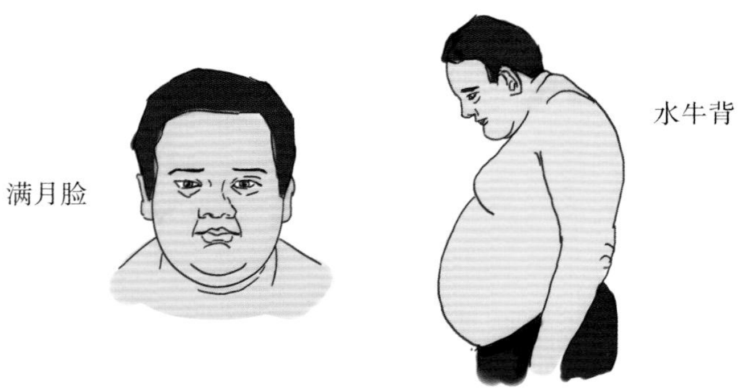

图 13-1　满月脸、水牛背

2）诱发糖尿病：必要时须加用降糖药物甚至胰岛素治疗。

3）诱发和加重感染：糖皮质激素具有免疫抑制的作用，减弱机体抗病能力，从而诱发或加重各类病原体的感染。

4）诱发和加重消化道溃疡。

5）导致骨质疏松、股骨头坏死、病理性骨折。

6）影响伤口愈合。

7）诱发精神异常：糖皮质激素可能诱发精神症状，包括失眠、欣快、焦虑、狂躁、妄想、幻觉等。对于癫痫患者可诱发癫痫。

8）停药反应：长期应用糖皮质激素的患者，其下丘脑 – 垂体 – 肾上腺轴系统被抑制。减药过快或突然停药可引起原有疾病复发或恶化，引起恶心、呕吐、低血压甚至休克死亡。

（3）注意事项：

1）肾移植术后初期大剂量使用，而后逐渐减量维持。一般围手术期给予大剂量糖皮质激素静脉冲击治疗，迅速抑制受者免疫功能，住院期间即改为口服剂型，一般起始口服剂量为泼尼松片 20 ~ 50 mg（4 ~ 10 片）/d，而后每 1 ~ 2 周减量 5 ~ 10 mg，直至 5 ~ 10 mg 剂量维持。

2）在治疗期间注意预防感染，做好自我防护。在大剂量激素冲击治疗同时，需要给予预防感染治疗。

3）注意补钙，避免骨质疏松等并发症，但应避免强紫外线照射，以免诱发皮肤癌。

4）应用激素同时应使用抑酸药或胃黏膜保护药，以保护胃黏膜、预防消化道溃疡。建议餐后服用，以减少对胃黏膜的刺激。

5）如在使用过程中出现精神异常，应及时告知医生。

6）监测血糖、血压、血脂及血电解质，若出现异常及时就诊。

124. 肾移植术后患者免疫维持治疗期间，激素服多少剂量合适?

目前我院方案为醋酸泼尼松 10 mg，每日一次（qd），这是大多数医院的一种经验和习惯。

虽然有的单位用 5 mg 维持，甚至有少数单位采用一两年后停激素方案，但还没有大规模临床研究表明减激素方案能让患者受益。糖尿病肾病行肾移植的患者使用去激素方案可能有所获益，但仍需更大规模的临床试验证实。

正常人体每天能产生大约 20 mg 糖皮质激素（8 ~ 10 点是自身分泌高峰）。人体只有在应激状态下才大量分泌激素。目前，激素没法像他克莫司、霉酚酸酯一样测浓度。因此，每天口服 10 mg 醋酸泼尼松的剂量不大，但对免疫应答有一定抑制作用。每天早上口服少量糖皮质激素，不会对垂体 – 下丘脑 – 肾上腺皮质系统造成明显负反馈抑制。因此，我们的意见是“锅没坏就不要补”。

125. 肾移植术后，服用醋酸泼尼松片或甲泼尼龙片有无差别?

醋酸泼尼松片 5 mg 和甲泼尼龙片 4 mg 等效替换，对于肾移植患者应用没什么区别。

126. 我是一个多囊肝／肝炎／肝功能不全的患者，我想好好保护我的肝脏。书上说，泼尼松和甲泼尼龙，两者活化程度不同，应用泼尼松后，其需要在肝脏进行活化后才能被机体利用。而甲泼尼龙则不需要经过肝脏的活化便可直接被机体利用。我是否应该把醋酸泼尼松换成甲泼尼龙，以减轻肝脏负荷？

醋酸泼尼松在肝脏甲基化而已，不存在增加负荷的问题，且 10 mg 剂量很小，用药细致是好的，但是没必要精准到分子代谢层面。所以没必要换。

127. 肾移植术后，激素已经减量到 2 片，但是仍自觉水、钠潴留作用明显，怎么办？长期吃利尿剂，还是激素进一步减量？

（1）目前，肾移植术后早期口服 2 片激素导致明显水、钠潴留的患者比较少见，首先应该排除其他的情况，譬如排斥、移植肾积水、药物毒性等。可以分析检验结果和移植肾超声报告。

（2）的确也有少数患者，激素的水、钠潴留作用很明显，可能原因很多，譬如，移植肾的基础功能、受者内分泌情况等。但是，即使是积极减激素，甚至停激素的方案，也是至少术后 1 年再考虑减量。

所以，在除外排斥、移植肾积水、药物毒性等原因的前提下，找不到诱因只能对症处理。譬如，每天先加 1 片利尿剂，对抗一下激素的水、钠潴留作用。

随着时间的延长，移植肾功能进一步恢复和稳定，体重自然地增长，可能慢慢停了激素，体重达到一个新的平衡稳定，水、钠潴留也不明显了。

128. 霉酚酸酯的药理作用、不良反应、注意事项有哪些？

（1）药理作用：霉酚酸酯是霉酚酸的前体，MPA 是高效、选择性、

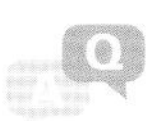

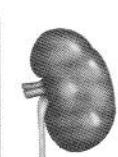

非竞争性、可逆性的次黄嘌呤单核苷酸脱氢酶抑制剂，可抑制鸟嘌呤核苷酸的经典合成途径，进而抑制 T 淋巴细胞和 B 淋巴细胞的增殖。

（2）不良反应：

1）胃肠道症状：最常见的胃肠道症状为腹泻、恶心和呕吐。最严重的胃肠道疾病是溃疡和出血。

2）造血功能抑制：包括白细胞减少症、贫血、血小板减少症和全血细胞减少症。可能导致或加重感染和出血。

3）感染风险增加：感染风险随药物剂量负荷的增加而增高，包括细菌、病毒和真菌感染。最常见的机会性感染是皮肤黏膜念珠菌病、巨细胞病毒血症和单纯疱疹病毒感染。最严重的感染为脓毒症和腹膜炎。

4）恶性肿瘤风险增加：尤其是罹患淋巴瘤和皮肤恶性肿瘤的危险增加。

（3）注意事项：

1）定期监测血常规，监测血细胞减少情况，若出现严重减少时需要及时就诊，根据医生建议减量或停药。

2）本品有致畸作用，且可以分泌进入乳汁，因此孕妇和哺乳期妇女禁用。

129. 西罗莫司的药理作用、不良反应、注意事项有哪些？

（1）药理作用：西罗莫司（雷帕霉素）主要通过抑制抗原和细胞因子（IL-2、IL-4、IL-15）激发 T 淋巴细胞的活化和增殖，发挥免疫抑制作用，此作用机制和其他免疫抑制剂截然不同。西罗莫司还可以抑制抗体的产生。

（2）不良反应：与环孢素及他克莫司相比，西罗莫司无肾毒性，无神经毒性，具有抗肿瘤活性，还可以降低巨细胞病毒感染的发生率。

主要不良反应包括高脂血症（最常见）、骨髓抑制、切口愈合延迟、高血压、蛋白尿和皮疹。

（3）注意事项：用药期间监测血常规、血脂、血压及尿蛋白，若出现异常及时就诊遵医嘱处理。术后已发生切口愈合不良的患者，如肥胖患者、2 型糖尿病患者、营养不良患者，术后早期不适合应用西罗莫司，以免发生切口不愈合或愈合延迟。

130. 咪唑立宾的药理作用、不良反应、注意事项有哪些？

（1）药理作用：咪唑立宾通过竞争性抑制次黄嘌呤核苷酸至鸟苷酸的合成途径而抑制核酸合成，进而抑制淋巴细胞的细胞增殖。

（2）不良反应：

1）消化道症状：腹痛、食欲不振。

2）骨髓抑制：白细胞减少、血小板减少、贫血。

3）过敏反应。

4）感染。

5）急性肾功能衰竭。

6）肝功能损害及黄疸。

（3）注意事项：

1）骨髓抑制患者，有严重感染或出血倾向者，应减量或停药。

2）本药物主要从肾脏排泄，肾功能损害患者用药可增加药物毒性，应适当减量。

131. 抗胸腺细胞免疫球蛋白的药理作用、不良反应、注意事项有哪些？

（1）药理作用：抗胸腺细胞免疫球蛋白是一种作用于 T 淋巴细胞的选择性免疫抑制剂，其基本原理是使淋巴细胞衰竭。抗胸腺细胞免疫球蛋白可识别绝大多数 T 细胞表面的活性物质，使 T 细胞被补体依赖性溶解，直接破坏 T 细胞。

（2）不良反应：

1）输液反应：可能在第一次或第二次输液后发生，输液反应症状包括发热、寒战、呼吸困难、恶心呕吐、腹泻、低血压或高血压、皮疹、头痛等。

2）血清病：多在开始用药后的第 5 ~ 15 天发生，症状一般为自限性，或应用糖皮质激素后迅速缓解，症状包括发热、皮疹、关节痛、肌肉痛等。

3）注射部位的副反应：如输液部位疼痛、外周血栓性静脉炎。

（3）注意事项：

1）用药前需要做皮肤过敏试验，预防性使用退热药、糖皮质激素和抗组胺药物可以降低不良反应的发生率。总静脉滴注时间不短于 4 小时。

2）用药过程必须在住院并有严密监控的状态下进行。

3）注意监测血常规和预防感染。

132. 为何要监测免疫抑制剂的血药浓度？

我们说的“血药浓度”通常是指“全血谷浓度”。他克莫司或环孢素等免疫抑制剂，属于治疗窗狭窄的药物，治疗剂量和中毒剂量相当接近，且个体间差异大，因此肾移植术后需要严密监测血药浓度。目的是制订个体化的给药方案，达到安全、有效、合理用药。既要保障药物使机体达到合适的免疫抑制强度，又要避免排斥反应、药物中毒或感染等不良反应。

133. 血药浓度监测频率是多少？

建议肾移植术后 1 ~ 2 周内，每周至少监测 2 ~ 3 次。第 3 ~ 4 周，每周 1 ~ 2 次。第 1 ~ 3 月，每周至少 1 次。第 3 ~ 6 月，每两周至少 1 次。此后每月 1 次。

134. 各种免疫抑制剂血药浓度监测的内容和要求有哪些？

（1）他克莫司、西罗莫司：一般监测药物的谷浓度（C_0），即服药前 15 分钟内抽血。

（2）环孢素：除了监测药物谷浓度（C_0）外，还需要监测药物峰浓度（C_2）。C_0 和 C_2 分别指服药前 15 分钟内，以及服药后 2 小时抽血测得的血药浓度。

（3）霉酚酸酯：需要监测服药前（C_0）、服药后半小时（$C_{0.5}$）、服药后 1 小时（C_1）、服药后 2 小时（C_2）、服药后 4 小时（C_4）的药物浓度。

135. 肾移植术后，他克莫司和环孢素的目标血药浓度分别是多少?

他克莫司的目标血药浓度分别为 7 ~ 12 ng/mL（术后 3 个月内），5 ~ 9 ng/mL（术后 3 ~ 6 个月），3 ~ 7 ng/mL（术后 6 个月后）（表 13-2），但是现在一般不太建议浓度低于 5 ng/mL。

表 13-2 中国肾移植受者他克莫司（FK506）目标浓度参考值

移植后时间（个月）	C_0（ng/mL）
0 ~ 3	7 ~ 12
3 ~ 6	5 ~ 9
＞6	3 ~ 7

环孢素的目标血药浓度包括：服药前的谷值浓度（C_0）和服药 2 小时后的峰值浓度（C_2）。肾移植术后不同时期环孢素的目标浓度参考值见表 13-3。

表 13-3 中国肾移植受者环孢素目标浓度参考值

移植后时间（个月）	C_0（ng/mL）	C_2（ng/mL）
0 ~ 1	200 ~ 300	1200 ~ 1400
1 ~ 3	150 ~ 250	1000 ~ 1200
3 ~ 6	100 ~ 200	800 ~ 1000
6 ~ 12	70 ~ 110	700 ~ 900
＞12	50 ~ 100	≤ 600

136. 如何判断是否发生了与免疫抑制药物相关的不良反应?

由于肾移植患者本身基础病较多，几乎均同时服用多种药物，与免疫抑制药物相关的不良反应很难确定。但该不良反应均为可逆的，即发生不良反应后，在停药或降低免疫抑制药物剂量后可使症状减轻或消失。与静脉给药相比，口服给药的不良反应发生率更低。

137. 肾移植的不同阶段如何选择免疫抑制剂?

（1）诱导性用药：在肾移植术前，提前应用免疫抑制药物迅速降低人体免疫功能，为后续器官移植完善准备。此时选择的免疫抑制剂包括：兔抗人胸腺细胞免疫球蛋白、巴利昔单抗等。

（2）维持性用药：此阶段治疗方案较多，大都采用联合用药方案，其原因在于：虽然每种免疫抑制药物都可以减少免疫系统中的免疫细胞数量和降低免疫细胞的功能，但各免疫抑制药物所作用的靶点不同，联合用药既可以增加免疫抑制效果，又可以减少每种药物的用量，以降低不良反应的发生率。目前最常用的维持期免疫抑制方案是“新三联疗法”——他克莫司 / 环孢素 + 霉酚酸酯 + 泼尼松。具体方案会根据患者个体化情况制定而有所不同。

（3）排斥反应治疗性用药：在发生急性排斥反应时，一般选择甲泼尼龙、兔抗人胸腺细胞免疫球蛋白或抗人 T 细胞兔免疫球蛋白进行冲击治疗，以达到逆转排斥反应的目的。

138. 服用免疫抑制剂需要注意什么?

在服用免疫抑制剂药物治疗期间，要注意“二定、四注意”，即注意定时、定量服药，还需要注意药物的服用方法、相互作用、储存和购买。

（1）定时：每天固定时间服药，由于服药时间与吃饭时间相关，建议将每天用餐时间固定。服药时间可以制成时间表，还可以采取闹钟等方式提醒按时服药。最好身边可以有亲属、朋友、同事进行监督和提醒。如果因特殊情况需要更改服药时间，每次变动范围不要超过半小时。

（2）定量：药物剂量非常关键，不得擅自调整，药物剂量改变需要经医生批准，并严格按照医生处方量服用。外出旅行时，要携带足量药品，切忌断药。可以自备“药盒”，将每日服用的药物提前整理收纳，按照时间定时、定量服用。

（3）注意服用方法：各种药物服用时间略有不同。因食物会影响药物的吸收，他克莫司（图 13-2）、环孢素、霉酚酸酯应于餐前 1 小时或餐后 2 小时服用，每天服用 2 次，间隔 12 小时。泼尼松由于容易诱发消化道溃疡，宜在餐后半小时服用，以减少药物对胃黏膜的刺激。

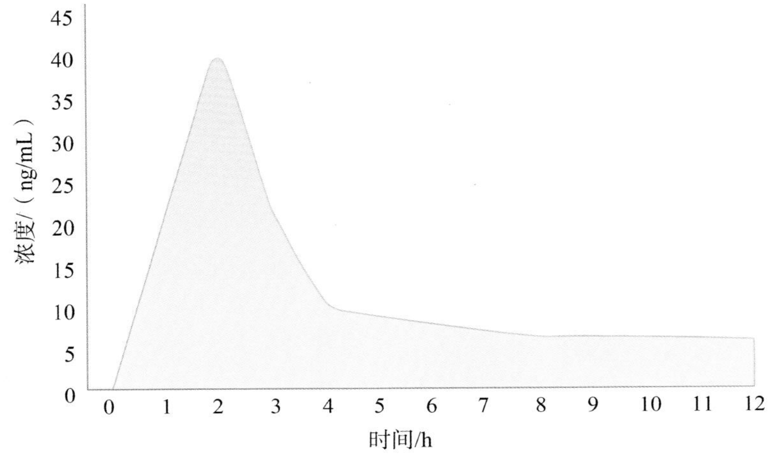

图 13-2　服药后他克莫司浓度变化示意图

（4）注意药物相互作用：其他药物可能会与免疫抑制剂发生相互作用，如需要服用其他药物，务必提前咨询移植专科医生，以免增加的药物造成肾功能损害或引起免疫抑制剂药物血药浓度的变化。在服用免疫抑制剂期间，尽量避免食用各类滋补品或其他声称增强免疫力的保健食品或生物制品。接种疫苗前务必咨询移植专科医生，避免没有必要的疫苗接种。

（5）注意药物储存：药物应存放于干燥、阴凉、避光处，在服用前保持原包装完整。免疫抑制剂对儿童来说非常危险，务必将药品放置在儿童不易触及的地方。注意检查药物的有效期和性状，若有异常不宜服用。

（6）主要药物购买：购买药物务必通过正规渠道。每周进行药物盘点，在药物用完之前，及时购买，并提前准备好下周服用的药物。但要注意不要一次性储存太多药物，以免因药物种类或剂型调整造成浪费。

139. 漏服了免疫抑制药物该怎么办？

请记住，肾移植术后漏服免疫抑制药物是很严重的一件事情，尤其是移植后早期，即使漏服一次也可能导致严重的排斥反应，如果发生漏服，您可参照下面的方法处理：

（1）漏服药物的时间距离原服药时间在4小时之内，应立即补服治疗剂量。

（2）漏服药物的时间距离原服药时间在4～6小时，可尽早先服药物全量，然后在下次给药时间再给半量，绝对不能在下次给药擅自增加剂量。

（3）漏服药物的时间距离原服药时间相差大于6小时，应尽早补服，然后将下次服药时间适当延后，两次服药间隔时间不能少于8小时。

140. 有哪些避免漏服或错服药物的小窍门？

（1）每周初将该周服用的药物分装于干净的塑料储药盒中。

（2）利用不同颜色标记的容器分装药物。

（3）利用小药盒装入每天的药物，随身携带，按时服用。

（4）用粘贴纸制作标记，利用标记来提醒自己服药的剂量和频率。

（5）用手机或闹钟定时来提醒按时服药。

（6）在装药时，将药盒置于毛巾上面以防止药物掉落到地上。

141. 服用免疫抑制剂后出现呕吐怎么办？

呕吐会对免疫抑制剂的血药浓度造成明显影响，一旦发生呕吐和腹泻，需要记下发生的时间、频率、性状，并及时向移植医生报告，一般医生会根据免疫抑制剂的增量守则指导患者对药物进行补服：

（1）服药0～10分钟内呕吐，加服全量免疫抑制药。

（2）服药10～30分钟内呕吐，加服1/2免疫抑制药。

（3）服药30～60分钟内呕吐，加服1/4免疫抑制药。

（4）服药60分钟后呕吐，无须追加剂量。

142. 出现药物相关痤疮，该怎么办?

痤疮是毛囊皮脂腺的一种慢性炎症，与环孢素、西罗莫司和糖皮质激素的使用有关。

建议：

（1）每天用温水清洗患处，注意不要摩擦患处。

（2）用洗脸皂清洗除去多余的油脂，但需注意不要让皮肤感觉干燥。

（3）不要挤压或刺破痤疮。

（4）必要时可寻求皮肤科医生帮助，局部应用抗生素或口服维生素类药物。

143. 出现药物相关腹泻，该怎么办?

腹泻是指排便次数明显超过平时，同时粪便性质稀薄，粪便水分增加。肾移植后腹泻与肠道感染、免疫抑制剂应用和抗生素的应用有关。免疫抑制药物引起的腹泻中，以霉酚酸酯最为常见。

建议：

（1）保证饮食卫生，避免使用生冷、刺激性食物。

（2）慢性腹泻可能导致药物浓度下降，进而导致排斥反应，应及时就医，遵医嘱对药物进行调整。

144. 出现药物性高血压，该怎么办?

高血压是指在未使用降压药物的情况下，收缩压≥ 140 mmHg 和（或）舒张压≥ 90 mmHg。肾移植受者高血压发生率非常高，可达 50% ~ 90%。

建议：

（1）控制体重，低盐饮食，低脂饮食。

（2）戒烟戒酒，作息规律，适当锻炼。

（3）监测血压，必要时遵医嘱服用降压药物。

145. 出现药物性高血糖，该怎么办?

肾移植患者服用的可引起血糖升高的药物包括：糖皮质激素、环孢素、他克莫司等。肾移植术后早期应用大剂量糖皮质激素冲击治疗，超过60%的患者会出现血糖升高。随着术后时间延长，包括激素在内的免疫抑制剂的剂量逐渐减少，多数患者血糖可以逐渐恢复正常。

建议：

（1）饮食控制是控制血糖的基础，推荐采用糖尿病患者饮食方法，如主食粗、细粮结合，减少高糖食物摄入量等。

（2）坚持运动，控制体重。

（3）监测血糖，必要时口服降糖药或应用胰岛素治疗。

146. 出现药物性高血脂，该怎么办?

肾移植术后高脂血症是多种因素共同作用的结果，其中免疫抑制药物是最重要的致病原因。环孢素、他克莫司、糖皮质激素和西罗莫司都会增加总胆固醇和甘油三酯水平。尤其是西罗莫司对肾移植术后的血脂代谢影响较大，可显著增加血胆固醇和甘油三酯的水平，肾移植前已经有高脂血症的患者术后不宜使用西罗莫司。他克莫司与环孢素作用相似，但升高血脂效果较弱。

除免疫抑制药物因素外，其他高脂血症的危险因素包括：高龄、男性、高脂饮食、糖尿病、肥胖等，与非移植人群相同。

建议：

（1）限制碳水化合物、甜食、油脂等摄入量，每天坚持体育锻炼。

（2）遵医嘱服用降脂药物。

（3）定期复查血脂。

147. 出现药物性高尿酸，该怎么办？

服用环孢素的患者最易发生高尿酸血症。肾移植术后服用环孢素的患者高尿酸血症的发病率高达 80%，其中 10% 的患者会发生痛风。此外，高尿酸血症还会增加心脑血管和肾脏疾病的发病风险。

建议：

（1）改善生活方式：低嘌呤饮食、戒烟戒酒、坚持运动、控制体重等。

（2）必要时遵医嘱服用降尿酸药物。

148. 出现药物相关的四肢震颤，该怎么办？

他克莫司和环孢素的应用是导致患者四肢震颤的主要原因。四肢震颤的程度和血药浓度呈正相关。需要注意排除引起震颤的其他疾病，尤其是神经内科相关疾病。

建议：

（1）检测药物浓度，在达到免疫抑制效果的前提下，尽量应用最低剂量，以降低药物的神经毒性。

（2）如果震颤严重影响患者生活，在医生指导下更换其他免疫抑制药物。

149. 出现药物相关骨痛或骨质疏松，该怎么办？

肾移植术后长期大剂量使用糖皮质激素可使骨强度下降，严重时可导致骨折。除糖皮质激素外，环孢素也可以引起骨质疏松。移植后骨折常发生在术后前 3 年，四肢骨比躯干骨更多见。

建议：

（1）保持正常体重，减轻骨骼的重量负荷。

（2）适当进行体育锻炼。

（3）在饮食方面，多食用高钙、高维生素 D 的食物。

（4）定期进行骨密度检测，检测血钙、维生素 D 和甲状旁腺激素水平。

150. 出现药物相关牙龈增生，该怎么办？

引起肾移植术后牙龈增生的药物主要是环孢素，尤其与拜新同等药物合用时，除引起牙龈增生外，还会增加牙龈出血倾向。

建议：

（1）保持口腔卫生，每日坚持使用软毛牙刷刷牙 2 次，饭后漱口。

（2）避免环孢素直接接触牙龈。

（3）消除一切牙龈的刺激性因素，避免吸烟和饮酒，积极治疗牙周炎和牙龈病。

151. 如何预防肾移植术后药物相关的皮肤癌的发生？

硫唑嘌呤是与肾移植术后皮肤癌相关性最高的药物。预防皮肤恶性肿瘤的方法最主要是做好防晒。

建议：

（1）在阳光下穿保护性衣物，避免皮肤直接暴露在直射的阳光下。

（2）使用防晒霜，定期检查防晒霜的有效期。

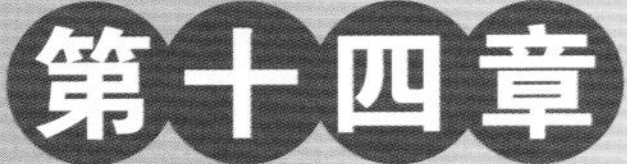

第十四章 肾移植术后饮食指导

152. 肾移植术后需要养成哪些良好的饮食习惯?

肾移植术后良好的饮食习惯简单总结包括三点：规律、均衡、卫生。

术后良好的饮食习惯不仅能提高患者的生活质量，还可延缓移植肾功能减退，降低排斥反应、高血压、糖尿病、高脂血症等术后并发症的发生率。

（1）规律用餐：饮食规律和服药息息相关。定时用餐可以防止免疫抑制药物的吸收受食物影响进而导致的血药浓度大幅度波动。关注用餐时间的同时还要关注用餐量，切忌暴饮暴食。

（2）均衡饮食：肾移植术后不需要特地“进补”，盲目进补可能加重移植肾负担，干扰免疫抑制剂的作用，甚至诱发排斥反应。

（3）饮食卫生至关重要：餐具要定期煮沸消毒，生吃瓜果时要清洗干净或削皮。不提倡频繁外出就餐或吃外卖。与他人共同用餐时，尽量使用公筷。

153. 肾移植术后选择食物的原则是什么?

在传统观念里，“食疗”和“药疗”同样重要。肾移植术后选择食物的原则是：食物种类尽量简单，以植物性食物为主、动物性食物为辅，少油、少盐、少糖。肾移植术后患者由于已经恢复了正常的生理状态，对食物的限制实际上并不多，最重要的是保证均衡营养和拒绝暴饮暴食。

肾病患者往往可能较普通人体质特殊，更容易对食物、药物、环境等敏感，产生免疫反应，引起肾损害。因此，对于移植后患者的饮食应尽量种类单一，禁止服用中草药、中成药、野菜、杂粮、各种保健品、偏方。这些都可能导致过敏、中毒等损伤，尤其损害肾脏。火锅、烤串、凉菜、各种特殊香料等，也要避免食用。

肾移植术后健康的饮食可以延长移植物存活时间，降低排斥反应发生率，预防高脂血症、高尿酸血症、高血压、糖尿病、肥胖。还可以避免因饮食因素导致的心脑血管疾病，避免饮食对免疫抑制剂血药浓度的影响，保障肾移植患者的健康。

154. 如何决定每天食物的种类和数量？

对于肾移植术后肾功能已恢复正常且无并发症的患者，每日的食物种类和数量可以参考中国营养学会修订的“中国居民平衡膳食宝塔”（图 14-1）和“中国居民平衡膳食餐盘”（图 14-2）。简单总结为：半斤粮食一斤菜，半斤水果二两肉，半斤牛奶一个蛋，每周至少吃条鱼，不忘少油和少盐。

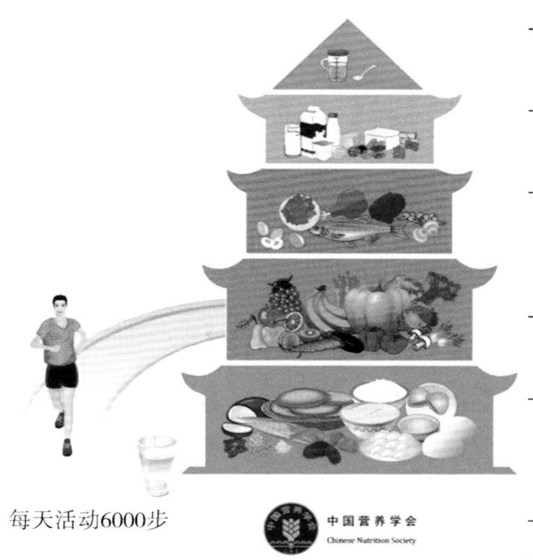

盐	＜6 g
油	25 ~ 30 g
奶及奶制品	300 g
大豆及坚果类	25 ~ 35 g
畜禽肉	40 ~ 75 g
水产品	40 ~ 75 g
蛋类	40 ~ 50 g
蔬菜类	300 ~ 500 g
水果类	200 ~ 350 g
谷薯类	250 ~ 400 g
全谷物和杂面	50 ~ 150 g
薯类	50 ~ 100 g
水	1500 ~ 1700 mL

图 14-1 中国居民平衡膳食宝塔（来源：《中国居民膳食指南 2016 版》）

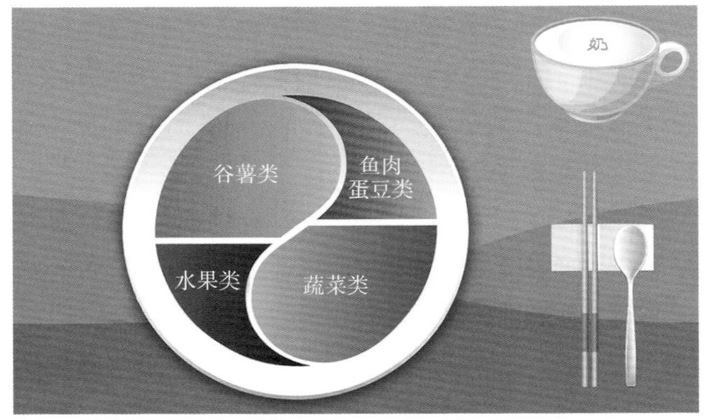

图 14-2 中国居民平衡膳食餐盘（来源：《中国居民膳食指南 2016 版》）

每日的膳食由五大类食物组成，在膳食宝塔中各占一层，各层大小面积不同，体现了 5 类食物量的多少。五大类食物包括：谷薯类、蔬菜水果类、畜禽鱼蛋类、奶类大豆坚果类、烹饪用油盐。

（1）第一层谷薯类食物：肾移植术后患者要保证充足的能量供应，一般每日摄入能量在 1600 ~ 2400 kcal。谷薯类是膳食能量的主要来源，同时谷薯类也是多种维生素和膳食纤维的良好来源。每日摄入谷类、薯类、杂豆类在 250 ~ 400 g，其中全谷物（包括杂豆类）50 ~ 150 g、薯类 50 ~ 100 g。

谷类包括小麦、稻米、玉米、高粱及其制品，如米饭、馒头、烙饼、面包、饼干、麦片等。薯类包括马铃薯、红薯等，可替代部分主食。杂豆类包括除大豆以外的其他干豆类，如红豆、绿豆、芸豆等。

主食推荐以全谷物粗粮为主，粗粮保留了天然谷物的全部成分，含有大量的维生素 B，而且是理想的膳食纤维来源，可以促进胃肠道蠕动。此外，由于激素、FK506、环孢素等药物的作用，进食含糖量较高的细粮制品容易引起高血糖，因此须限制或避免高糖食物的摄入。

（2）第二层蔬菜水果类：推荐每日摄入蔬菜 300 ~ 500 g、水果 200 ~ 350 g。蔬菜水果是膳食纤维、微量元素的良好来源。蔬菜包括嫩茎、叶、花菜类，根菜类，鲜豆类，茄果瓜类，葱蒜类，菌藻类，以及水生蔬菜类等。推荐多食用深色蔬菜，须占每天蔬菜摄入量的 1/2 以上。深色蔬菜是指深绿色、深黄色、紫色、红色等有色蔬菜，一般富含维生素和膳食纤维，每类蔬菜的营养素各有不同。比如：胡萝卜含有丰富的胡萝卜素，西红柿富含番茄红素等。

水果包括仁果、浆果、核果、柑橘类、瓜果、热带水果等。建议吃新鲜水果，鲜果供应不足时可以选择一些含糖量低的干果制品，不喝含糖量高的纯果汁。新鲜水果富含多种维生素、矿物质和膳食纤维。需要注意的是，肾移植术后患者不能吃“柚子”或饮用“柚子汁”，因为柚子会影响肝脏对免疫抑制药物的代谢，从而影响免疫抑制剂的血药浓度。吃水果还要注意洗净和削皮。

蔬菜和水果各具优势，虽然在同一层，但不能相互替代。

（3）第三层鱼、禽、肉、蛋等动物性食物：新鲜的动物性食物是优质蛋白、脂肪和脂溶性维生素的良好来源。推荐每天鱼、禽、肉、蛋的总摄入量在 120 ~ 200 g，宜选择新鲜肉类，少吃加工类肉制品。我国汉族居民的肉类摄入以猪肉为主，猪肉含饱和脂肪酸较高，应尽量选择瘦肉或禽肉（如鸡肉等）。

除畜禽肉之外，鱼肉也是很好的补充，俗话说“吃畜肉不如吃禽肉，吃禽肉不如吃鱼肉”。鱼类除含有优质蛋白外，还含有亚油酸、亚麻酸、花生四烯酸等人体必需脂肪酸及 EPA、DHA，后两者可降低血液中的胆固醇水平，同时能降低血小板的凝集敏感性，从而有助于预防动脉粥样硬化和血栓形成。有条件的患者可以多吃一些鱼类替代畜肉类。

蛋类营养价值较高，推荐每天1个鸡蛋（相当于50 g左右），煮熟后食用。对于血脂正常的患者吃鸡蛋不需要弃蛋黄，蛋黄有着丰富的营养成分，如胆碱、卵磷脂、胆固醇、维生素 A、叶黄素、锌、B 族维生素，对健康有益。

需要注意限制动物性脂肪的摄入，肥肉、动物内脏、鱿鱼、蟹类、贝壳类及烧烤油炸食品尽量不吃。

（4）第四层乳类、大豆和坚果：乳类、大豆和坚果是蛋白质和钙的良好来源。

推荐每天摄入相当于 300 g 鲜奶的奶类及奶制品，包括鲜奶、酸奶等。奶类是钙的最好来源，不但含钙量高，而且钙的吸收率也高。宜选择高钙、低脂的牛奶和奶制品。牛奶要温热饮用，最佳饮用时间是晚上睡前，有促进睡眠的作用。酸奶是经牛奶发酵制成的，还可调节体内微生物平衡，且更容易消化吸收。

大豆包括黄豆、黑豆、青豆，其常见的制品包括豆腐、豆浆、豆腐干及千张等。推荐每日大豆摄入量为 20 ～ 25 g。以蛋白质含量为换算单位，20 g 大豆 =60 g 北豆腐 =110 g 南豆腐 =120 g 内酯豆腐 =45 g 豆干 = 360 ～ 380 mL 豆浆。

坚果包括花生、瓜子、核桃、杏仁、榛子等，富含必需脂肪酸和必需氨基酸，作为菜肴、零食等都是食物多样化的良好选择，推荐每天摄入 10 g 坚果仁，如 2 ～ 3 个核桃、4 ～ 5 个板栗、一把带皮松子。

（5）第五层烹调油和盐：油、盐作为烹饪调料，建议尽量少用。推荐每天烹调用油不超过 30 g，食盐不超过 6 g（约 1 啤酒瓶盖）。烹调油推荐选择植物油，包括花生油、豆油、菜籽油、芝麻油、调和油等。少吃动物油，如猪油、牛油、黄油等。若条件允许，可以经常更换植物油种类，食用多种植物油可以满足人体各种脂肪酸的需要。

我国居民食盐用量普遍偏高，食盐与高血压关系密切，对于肾移植术后患者来说限制盐的摄入十分必要。同时需要注意控制隐形高盐食品的摄入量，如酱油、蚝油、咸菜等。若出现水肿、高血压等情况，则应将每天盐的摄入量严格限制在 3 ～ 4 g（约 1/2 啤酒瓶盖）。

（6）运动和饮水：肾移植术后患者的体育锻炼请阅读本书《肾移植术后体育锻炼》章节。

水是膳食的重要组成部分，每天至少饮水 2000 mL（约 8 杯水），可以预防尿路感染和结石。不要喝含糖饮料、咖啡，并戒烟、戒酒。饮用茶水要适量。若出现少尿（尿量＜ 400 mL/d）的情况，则当天的饮水量应为 500 ～ 750 mL 加上前一天 24 小时的总尿量。

155. 肾移植术后不能吃哪些食物?

若不能做到每日根据膳食指南制订食谱，那么至少可以做到避免食用对移植肾有害的食物。

（1）补品：肾移植术后，患者或家属均希望患者早日康复，而且国内都有中药进补的传统习惯，有些患者可能会产生寻求某些滋补品的念头。

但这对于肾移植受者而言是不科学的，甚至是非常危险的。声称可以提高免疫力的中药或膳食补充剂，包括参类（人参、西洋参、党参等）、菌类（灵芝、木耳、香菇等）、蜂王浆、党参、黄芪、枸杞等，会干扰免疫抑制剂的作用，甚至诱发排斥反应。

（2）西柚、柚子：西柚（葡萄柚）所含的呋喃香豆素，能够抑制肝脏中代谢药物的酶——细胞色素P450酶（如CYP3A4）的活性，会导致吸收进入人体的药物增多，从而影响免疫抑制剂的血药浓度。在肾移植术后早期，若患者在服用最大剂量他克莫司或环孢素的情况下，仍不能达到目标血药浓度，医生甚至会在严密监测下建议患者饮用西柚汁，以达到短期内提高血药浓度的目的。

那么，错峰吃西柚有没有影响呢？美国食品药品监督管理局认为，服药之前或者之后几小时吃西柚，仍可能造成很大的危险。因此，对肾移植术后患者来说，最好是完全避免西柚汁或新鲜西柚的摄入。

（3）杨桃：杨桃中含神经毒性，过量食用可能导致癫痫。由于杨桃的神经毒素需要经肾脏排出，肾功能不全者容易在体内蓄积这种毒素，尤其危险。即便是正常人在食用杨桃后也容易出现血尿。因此不建议肾移植术后患者食用杨桃或杨桃制品（杨桃汁、杨桃罐头等）。

（4）野味、野菜：由于免疫抑制剂的作用，肾移植患者免疫力降低，故选择的食物一定要来源明确，并经过检疫，严禁食用野味。包括传染性非典型肺炎在内的众多严重传染病，野生动物都是重要的传染源或宿主。严禁食用野菜，譬如开春季节常见的荠菜、香椿芽、柳树芽等，不明来源的野菜容易引起过敏或者中毒，导致肾损伤。此外，还要禁止食用腐败变质的食物，不吃剩饭剩菜。烹调食物要切成小块，烧熟煮透，避免外熟里生。碗筷等要定期用开水煮沸消毒。

（5）烟酒：酒精可以干扰免疫抑制剂的药物吸收和代谢，增加肝脏、肾脏负担，增加心脑血管疾病的危险性，损害胃黏膜，对于糖尿病患者可以导致低血糖，增加痛风患者的血尿酸水平。肾移植患者最好戒酒。

肾移植患者吸烟可导致心血管病、支气管肺炎、癌症和移植肾功能丧失。肾移植患者术后所面临的风险中，心血管疾病在国外居第一位，在国内仅次于感染居第二位。吸烟会增加肾移植术后患者感染的风险。对于尿毒症患者而言，“尼古丁”和“移植肾”只能选一个。而实际上，戒烟在肾移植术前就应该开始了。

（6）小龙虾：每年媒体上都不乏食用小龙虾导致急性肾衰竭的报道，一般在7、8月发生。患者在食用小龙虾后出现横纹肌溶解，即骨骼肌急性破坏和溶解，症状表现为肌肉剧烈疼痛、肌无力、酱油色尿、血肌酸激酶显著升高。它的最大危害是，释放入血的肌红蛋白极易堵塞肾小管，导致急性肾衰竭。

小龙虾导致横纹肌溶解的确切原因至今仍未找到。目前推测的原因可能有：①小龙虾本身可能含有某种有毒物质，可能与养殖和水源有关；②小龙虾体内含有寄生虫和细菌，若烹调时间过短，不能杀死病原菌；③小龙虾中添加了其他化学试剂，如洗虾粉；④食用不新鲜的小龙虾；⑤人群的个体差异。由于肾移植代价巨大，一旦出现肾衰竭往往后果严重，因此建议肾移植术后患者避免食用小龙虾。

156. 肾移植术后需要少吃哪些烹饪方式的食物？

（1）油炸类食物：油炸类食物色、香、味俱佳，但因其食品热量高，经常食用会导致肥胖、高脂血症和心血管病。肾移植术后心血管病是肾移植术后患者的威胁之一，另外油炸会破坏维生素、使蛋白质变性，产生致癌物质，即使是健康人群也要少吃。

（2）腌渍类食物：食品在腌渍过程中其维生素C会被大量破坏，可导致维生素C缺乏。腌渍类食品常含有致癌物质“亚硝酸胺”，增加肾移植术后患者罹患癌症的风险。最后由于腌渍类食物盐分含量过高，既增加肾脏负担，还容易导致高血压。高血压本身会造成肾脏损坏，大多数经历过肾移植的患者都有亲身体会。所以，腌渍类食物不可多吃。

（3）烧烤类食物：烧烤类食物中含有三大致癌物之首的“3-4苯并芘”，还可使蛋白质碳化变性，不仅使蛋白的利用率降低，还增加肝脏、肾脏负担。有人说“1条烤鸡腿=60支烟的毒性”，所以，烧烤类食物要尽量少吃。

推荐采用蒸、煮、炖的烹饪方式代替油炸、腌渍和烧烤。

157. 肾移植术后可以吃豆制品吗?

肾移植患者可以吃豆制品。

大豆及其制品包括黄豆、黑豆、青豆及其制品。不包括绿豆、红豆、豌豆等富含淀粉的豆类，这些豆类所含蛋白质不属于优质蛋白，且不含大豆异黄酮。

关于肾病患者不能吃豆制品的这一误区由来已久。因为大豆及其制品蛋白质含量丰富，可加重肾脏负担，因此很多肾病及肾移植术后患者被告知不能食用豆制品。但这一观点实际是错误的。2017 年国家卫生和计划生育委员会颁布的《慢性肾脏病患者膳食指南》中明确指出：将适量的奶类、蛋类或各种肉类、大豆蛋白等优质蛋白质的食品作为蛋白质的主要来源。大豆蛋白的氨基酸模式接近人体氨基酸模式，富含 9 种必需氨基酸，具有较高的营养价值。而且大豆还富含不饱和脂肪酸和大豆异黄酮，对骨质疏松和心血管疾病有预防作用。

大豆中的磷与植酸结合不容易被人体吸收，因此不必担心食用大豆存在高磷的问题。至于高嘌呤的问题，豆腐、豆皮等加工后的大豆制品嘌呤含量已经大大减少，即使是高尿酸血症的患者也可以适量食用。

158. 肾移植术后出现肝功能异常，饮食需要怎样调整?

肾移植术后由于免疫抑制剂和大剂量激素的使用，部分患者可能会出现肝功能异常，在肾移植术后 3 个月内较为常见，诊断为“药物性肝炎”。主要表现为黄疸、厌油腻食物、腹胀和食欲不佳，伴转氨酶或胆红素升高。经治疗后肝功能大多可恢复正常。

肝功能异常期间的饮食主张“优质蛋白、低脂、低盐、高维生素饮食”。优质蛋白以鱼、蛋、奶、豆制品为代表，优质蛋白生物利用率高、产生氨类毒素少，有利于肝功能恢复。饮食宜清淡、易消化，不宜吃高脂肪和高胆固醇食物，严格忌酒。多吃蔬菜、水果等高维生素的食物，对肝脏有保护和修复的作用。同时定期监测肝功能，一旦出现胆红素进行性升高，而转氨酶不升反降的“胆酶分离”现象，多提示病情加重，肝细胞大量坏死，须限制蛋白质摄入，并尽快就医。

159. 肾移植术后高血糖，饮食需要怎样调整?

肾移植术后大剂量糖皮质激素和他克莫司等免疫抑制剂的使用，均可以导致血糖升高。若患者肾移植术前无合并糖尿病，常诊断为“肾移植术后新发糖尿病”。对于肾移植术后糖尿病的治疗，仍应遵循“控制饮食、调整生活方式、口服降糖药物、胰岛素治疗”的阶梯式治疗方案。其中，控制饮食是糖尿病治疗的第一步。

肾移植术后血糖高的患者在饮食方面应注意以下几点：

（1）少量多餐，每次正餐七分饱即可，三次正餐之间加餐 2 ~ 3 次，从正餐中拿出一部分食物留作加餐，这是控制高血糖同时防止低血糖的有效方法。切忌暴饮暴食。

（2）忌食甜点、饮料等含糖量或淀粉量高的食物，如糖果、糕点、果酱、蜂蜜、蜜饯、冰激凌等。血糖的快速上升可直接加重病情。

（3）主食定量，每日主食定量 250 ~ 300 g，若感觉饥饿可多吃蔬菜等高纤维食物以增加饱腹感。少食细粮、土豆、山药、芋头。宜食全麦食品，如大麦、小麦、燕麦片、玉米面等。粗粮是高血糖患者的理想主食。

（4）控制每日蛋白质摄入量在 0.6 ~ 0.8 g/kg 体重。进食鱼肉、瘦肉、蛋、脱脂或低脂奶制品和豆类及其制品等富含优质蛋白的食物。进食优质蛋白并限制总蛋白质的摄入，有助于延缓血糖升高导致的肾功能恶化。

（5）限制高脂肪食物，少吃油炸食品，少吃动物内脏类食物。

160. 肾移植术后高血压，饮食需要怎样调整?

肾移植患者术前均存在高血压，高血压和肾脏病两者互为因果，导致疾病进行性恶化。因此，肾移植术后严格控制血压极为关键，除服用降压药物外，“低盐饮食”是控制血压的第一步。

中国人群的食盐摄入量普遍偏高，正常人每日食盐摄入量不应超过

6 g（约 1 啤酒瓶盖），对于高血压患者来说，则应将每天盐的摄入量严格限制在 3 g 以内（约 1/2 啤酒瓶盖）。同时需要注意控制隐形高盐食品的摄入，如酱油、蚝油、咸菜等。避免食用高盐加工、保存的食物，避免食用快餐。严格戒烟、戒酒、控制体重。

161. 肾移植术后高血脂，饮食需要怎样调整?

肾移植术后高血脂患者需要限制脂肪和胆固醇的摄入。烹调方式宜选用蒸、煮、炖，避免油炸。烹饪用油宜选用更加健康的植物油，尽量用植物油代替动物油。

胆固醇每日摄入总量不高于 200 mg，限制高胆固醇性食物，如动物内脏（脑、肝、脊髓）、家禽的皮（鸡皮、鸭皮）、猪蹄、蟹黄、鱼子、贝类或软体类海鲜（扇贝、生蚝、鱿鱼等）。高胆固醇患者，食用鸡蛋时可弃蛋黄。推荐食用鸡肉、鱼肉等“白肉”，少食用猪肉、牛肉、羊肉等“红肉”。

162. 肾移植术后高尿酸，饮食需要怎样调整?

肾移植术后服用环孢素的患者高尿酸血症的发病率可达 85%，服用他克莫司者略低。高尿酸血症是患者体内嘌呤代谢紊乱导致的，尿酸盐形成结晶沉积在关节滑膜、滑囊、软骨及其他组织中则会引起反复发作的疼痛，称为“痛风”。最常见于足部大脚趾的第一跖趾关节。

对于肾移植手术后高尿酸血症的患者，首要是从饮食上避免高嘌呤饮食，尽可能多食用低嘌呤食物（每 100 g 食物含嘌呤 30 mg 以下）。

高嘌呤食物包括：①动物内脏，如心、肝、肾、肠、脑等，都含有超高的嘌呤；②海鲜类，如鱿鱼、蟹类、贝壳类，应尽量避免食用。此外，需要注意限制动物性脂肪的摄入，对肥肉及烧烤油炸食品尽量不吃。严格限酒，尤其是啤酒。肥胖者减肥，以达到理想体重。充分饮水，保证尿量在每日 2000 mL 以上。

低嘌呤食物主要集中在素食，因此高尿酸血症患者的饮食原则简单总结就是“多吃素、少吃肉”，“吃肉弃汤”有助于减少嘌呤的摄入，在痛风急性发作期暂时不吃肉。

163. 肾移植患者维持标准体重的好处有哪些?

肾移植术后患者维持标准体重，既能够减少药物用量，减轻药物不良反应，又能够减少心脑血管并发症。由于肾移植术后患者早期大剂量应用激素，此后激素剂量逐渐减低直至终生维持，大多数患者因激素的作用会出现表现为“满月脸、水牛背”的向心性肥胖。已有研究表明，肾移植术后患者早期体重增长，会降低移植肾的肾小球滤过率，影响移植肾功能。因此，通过“控制饮食和适量运动”使肾移植术后患者维持标准体重，对保护移植肾功能、避免药物不良反应和术后并发症具有十分重要的意义。

需要强调的是，肾移植患者不要吃减肥药。目前大多数减肥药的原理是靠降低食欲、抑制消化吸收功能，或加强排泄来减肥。服用减肥药可能干扰免疫抑制药物的吸收，给肾移植患者带来风险。推荐减肥采取“减少能量摄入和长时间低强度运动结合”的方法。而且，减重幅度每周不要超过 1 kg。

164. 如何判断个人体重是否标准?

体质指数（body mass index，BMI）是衡量人体肥胖程度的指标。肥胖程度的判断不能采用体重的绝对值，因为体重天然与身高有关。BMI 通过体重和身高两个数值获得相对客观的参数，并用这个参数所处的范围衡量身体的肥胖程度。BMI = 体重（kg）/ 身高（m）^{2}。对中国人群，BMI 位于 18.5 ～ 23.9 kg/m^2 内，即可判断为标准体重（表 14-1）。

表 14-1　BMI 中国标准

分类	BMI 范围（kg/m^2）
偏瘦	≤ 18.4
正常	18.5 ～ 23.9
过重	24.0 ～ 27.9
肥胖	≥ 28.0

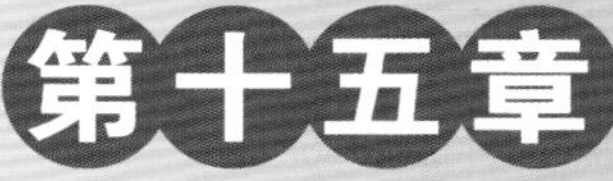

第十五章 肾移植术后体育锻炼

165. 肾移植术后适当运动有何益处？

在接受肾移植术前，绝大多数尿毒症患者缺乏体育运动，因此可能合并有肥胖、高血压、高血脂、糖尿病等疾病。而在经历肾移植术后，肾移植患者需要长期服用免疫抑制药物，也会出现包括肥胖、高血压、高血脂、糖尿病在内的多种并发症。这些并发症严重影响肾移植患者的长期存活和生存质量。肾移植术后通过饮食控制和体育锻炼，能够在一定程度上延缓这些并发症的发生和发展。

肾移植术后患者坚持体育锻炼的益处包括：

（1）有助于提高心、肺功能，促进全身血液循环。

（2）有助于促进胃肠道蠕动，预防便秘。

（3）有助于增加食欲，增强营养促进身体恢复。

（4）有助于降低血压、血脂和血糖。

（5）有助于提高肌肉力量，增强骨密度，预防骨质疏松。

（6）有助于缓解紧张、焦虑、低落情绪，有助于促进睡眠。

（7）有助于提高精力、耐力和注意力。

（8）有助于增强自信心。

166. 肾移植术后多久可以进行运动锻炼？

一般可以选择在肾移植术后移植肾功能恢复良好、体力和自身状态恢复后开始进行体育锻炼，具体时机因人而异。肾移植术后早期，患者身体处于恢复阶段，而且需要频繁复查和调整药物，此时不建议进行过量的运动锻炼。肾移植 3 个月后，此时肾功能、血药浓度及服用药物剂量基本稳定，若移植肾功能恢复良好无严重并发症，可以考虑循序渐进的开始进行有规律的体育运动，比如散步、慢跑等，移植术后半年到一年基本可以进行绝大多数的体育运动。

167. 肾移植术后体育运动有哪些注意事项？

（1）循序渐进，量力而行，不可过度劳累。

（2）尽量避免人群聚集的场所，推荐在室外活动。若进入健身房等室内场地，应尽量佩戴口罩。

（3）关注天气，注意保暖。过冷、过热、过潮，及雷雨大风天气不宜进行室外运动。

（4）出汗时不宜脱掉外衣，日光强烈时需要涂抹防晒。

（5）饱餐后不运动，运动后不宜马上进食、饮用冷水，也不宜洗冷水澡。

（6）糖尿病患者不宜空腹运动，以防低血糖发生，糖尿病患者在运动时可随身携带糖果或含糖饮料。

（7）运动时注意保护移植肾脏，避免挤压牵拉移植肾区。

168. 肾移植术后，我能进行打篮球、踢足球、健身、跳健身操等剧烈运动吗？

关于肾移植术后的运动。有几个基本原则：

（1）运动方式我们更建议快走和慢跑。这样对位于右下腹部肌肉下方且紧贴肌肉的肾脏，可以减少挤压和牵拉，尽量保护肾脏免受机械性损伤。因此，打篮球、踢足球、健身、跳健身操等剧烈运动是不推荐的。

（2）至于跑步具体的步数，因人而异，原则上以舒适、指标稳定为宜。大部分人运动量在 1 万步 / 天左右。

（3）肌酐是肌酸的代谢产物，肌酸和肌肉的含量相关。理论上，如果身体变结实了，肌肉含量增高，肌酐会有一些增高。因此，一般不建议做健身等增肌锻炼。

169. 运动的频率、时间和强度怎样选择?

一般情况下，运动频率为每周 3 ~ 5 次，每次 20 ~ 30 分钟，运动量以心率稍快为宜。

运动锻炼要循序渐进，不可急于求成。规律运动间断后，需要降低运动强度，而后以"周"为单位逐渐增加运动量，每次运动量增加不超过前次的 10%。若感觉运动后疲劳，则次日应仅进行低强度运动或放松休息，并及时降低运动强度。

170. 如何判断运动强度?

判断运动强度的方法包括：一般感觉、心率测定。

（1）一般感觉：主要是根据每次运动后的身体感觉情况判断运动强度。如果运动后稍微出汗、无身体不适感，经休息后次日体力可恢复，有继续运动的欲望，说明运动强度适宜。反之，则说明运动强度过大或不足。此方法优点是简单易行、不依赖工具，缺点是主观性大、不能量化和缺乏对比。

（2）心率测定：心率与运动强度成正比，运动时的适宜心率为最快心率的 60% ~ 80%，心率过快过低都不好。最快心率的简易计算方法为：最快心率 = 220– 年龄（岁）。如 20 岁的肾移植术后患者，运动时的适宜心率区间为［（220–20）×60%］~［（220–20）×80%］次 / 分钟，即 120 ~ 160 次 / 分钟。

测量心率的时机必须在人体对运动产生的反应达到稳定后进行，即监测时间应该在运动开始 3 ~ 5 分钟后进行，测量方法通常为自测脉率，即计数 1 分钟的脉搏数，或者测 10 秒脉搏数 ×6。也可以佩戴智能设备，如带有心率监测功能的智能手表。

第十六章

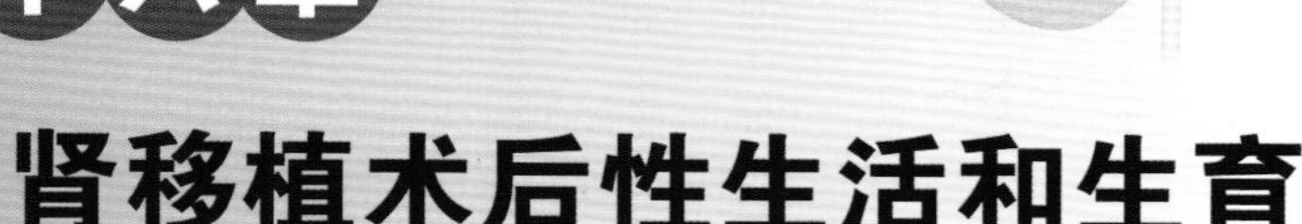

肾移植术后性生活和生育

171. 肾移植术后何时可以恢复性生活？

若病情稳定，在肾移植术后 3 个月后可考虑逐渐开始恢复性生活。具体到个人，应根据身体恢复情况和个人意愿决定，性生活开始时间并没有上限。

尿毒症患者因尿毒症毒素的影响，普遍存在性欲下降及性生活水平低的现象。肾移植术后患者各项生理功能逐渐恢复，在性功能方面，男性表现为性欲增强、阳痿好转，女性表现为月经规律、排卵恢复。肾移植术后性激素水平逐渐恢复至正常大概需要 3 个月时间。因此肾移植术后 3 个月，若患者病情稳定就可以考虑开始恢复性生活了。

172. 免疫抑制药物对性功能是否有影响？

几乎所有的免疫抑制剂都会对性功能产生影响，如睾丸萎缩、卵巢损害。长时间大剂量应用糖皮质激素会加重性功能障碍。但影响的程度因人而异，而且随着肾移植术后时间的延长，免疫抑制药物剂量逐渐降低，绝大多数患者都可以恢复正常的性功能。

173. 肾移植术后性生活有哪些注意事项？

有节制，防感染，避免压迫移植肾。

性生活频率不宜过高，以次日无疲劳感为适度。性生活前后要注意会阴部卫生，防止泌尿系或生殖系统感染。尤其要坚决杜绝不洁性行为，防止淋病、梅毒、艾滋病等性传播疾病感染。移植肾位于髂窝，部位表浅，性生活过程中要注意避免压迫或撞击。

174. 肾移植患者可以怀孕吗?

可以，但女性患者生育需谨慎。自肾移植术诞生以来，已经有了很多肾移植术后成功妊娠并产下健康婴儿的先例。但肾移植术后患者怀孕条件苛刻、孕期风险很高，怀孕前应经过慎重考虑，获得家人的支持，并根据自身情况制订妥善的生育计划。整个备孕、妊娠及生产过程均需要在移植医师和妇产科医师的共同指导下进行，以便随时评估肾脏状况、生育风险，并调整相关药物。

175. 肾移植术后避孕最好选择什么方法?

避孕套是肾移植术后的最佳避孕方法。

肾移植术后反复流产是诱发排斥反应的高危因素，因此对于没有生育意向的女性患者，避孕尤为重要。目前主要的避孕方法包括：绝育手术、避孕套、口服避孕药、子宫内节育器等。

最彻底的避孕方法是绝育手术，本人或配偶均可选择，术式包括输精管结扎或输卵管结扎，但绝育手术属于创伤性手术，存在发生出血、感染等手术并发症的风险，对于长期服用免疫抑制剂的患者来说手术风险相对较高。

口服避孕药可能诱发血栓，对移植肾具有潜在风险。而且糖尿病、高血压、高脂血症是口服避孕药的禁忌证，大多数肾移植患者术前合并肾性高血压，术后也可能并发高血压、糖尿病及高脂血症。因此，女性肾移植受者不宜选用口服避孕药。

子宫内节育器可能增加患者的感染风险，而且宫外孕的发生率高，不提倡使用。

比较而言，避孕套是肾移植术后患者最安全有效的避孕方法，具有经济、无创、依从性高的优点。

176. 肾移植术后是否可以生育?

如果是男性患者，则不必过于担心。肾移植术后男性激素水平可逐渐恢复，精子数量和质量均可以得到明显提高，虽然免疫药物会在一定程度上影响精液质量，但随着术后时间延长的同时免疫抑制剂用量也在下降，通常不会影响生育。建议在备孕前进行精液常规检查，对精液质量进行评估，做好优生优育。

如果是女性患者，则需要十分慎重。移植肾功能正常稳定且的确有生育意愿的女性患者，需要经移植医生和产科医生的综合评估后再决定是否可以妊娠。

177. 肾移植术后怀孕可能有哪些风险?

即使已经满足了苛刻的妊娠条件，怀孕仍然会令孕妇及胎儿面临众多风险。

（1）肾功能不全：妊娠尤其是妊娠后期会使肾脏生理负担加重，同时增大的子宫压迫移植肾，可能造成肾功能不全，出现血尿、蛋白尿、水肿甚至氮质血症，也有可能在妊娠过程中发生流产或早产。即使在分娩后，由于妊娠期间肾小球滤过率增加导致肾小球硬化，一部分患者的肾功能难以恢复正常。

（2）排斥或感染：妊娠会使得体重增加，影响免疫抑制剂的剂量和血药浓度，需要增加复查频次并对免疫抑制剂做出及时调整。否则可能诱发排斥反应或感染，造成严重后果。

（3）妊娠期并发症：由于长期服用免疫抑制剂，女性肾移植患者在孕期出现高血压、蛋白尿、糖尿病、尿路感染、贫血、先兆子痫的风险明显升高。

（4）早产及低体重儿：与正常人群相比，早产（妊娠少于 37 周）和低体重儿（体重小于 3500 g）是肾移植患者妊娠最常见的新生儿并发症。只要在怀孕前停用霉酚酸酯类药物，新生儿出生缺陷率与一般人群没有显著差别。

总之，女性肾移植患者在做出生育决定前必须慎之又慎。肾移植术后女性妊娠是可行的，前提是要做好充分的评估和准备，包括适合怀孕的时间、肾移植受者的一般情况、免疫抑制剂的合理调整并告知可能的风险。在怀孕期间必须接受密集的复查，做好日常的自我监测，包括血压、血糖、体重、尿量并做好记录，为医生提供及时准确的信息，以尽早识别和治疗潜在并发症，保障母亲及胎儿安全。相信随着移植技术的日益精进和完善，对于中国肾移植女性患者而言，只要她们愿意，生儿育女不再是奢望的那一天终会到来。

178. 肾移植患者可以正常分娩吗?

正常分娩还是剖宫产，需要根据患者具体情况决定，由产科医师进行评估。一般只有在出现并发症的情况下才会进行剖宫产。肾移植术后产妇的剖宫产比例的确要高于普通人群，可能与肾移植患者妊娠并发症发生率较高有关。

179. 肾移植患者可以母乳喂养吗?

肾移植术后患者是否适合母乳喂养尚缺乏有力的研究证据。一般为了避免免疫抑制剂通过母乳对婴儿造成不良影响，主张不要进行母乳喂养。

180. 肾移植术后多久，男性可以备孕?

肾移植住院期间，使用了大剂量甲泼尼龙、利妥昔单抗等免疫诱导治疗，对免疫系统影响较大。术后半年内，免疫抑制剂维持治疗的剂量和浓度要求较高，而且在服用磺胺、更昔洛韦等预防感染药物。因此术后半年内备孕肯定是不合适的。

术后半年以上，免疫抑制剂维持治疗的剂量和浓度要求会低一些，患者的身体状态也逐渐康复。但是，还要考虑精子的生成周期。精子的生成周期一般是 3 个月左右。

综上所述，肾移植术后男性，术后 1 年以上备孕比较合理。

第十七章

肾移植术后并发症

181. 什么是并发症?

并发症是指一种疾病在发展过程中引起另一种疾病或症状的发生，后者即为前者的并发症。几乎所有疾病都存在并发症，只是概率高低不同。因此，“并发症”无论是对医生还是对患者，都是一个令人头痛的话题。

从另外一个角度理解。并发症，英文叫做 complications，是 complicated（复杂）的同根词。在患者治疗过程中出现的任何使疾病复杂化的问题，都可以叫做并发症。以肾移植患者为例，术后并发症的发生几乎不可避免。可以说，肾移植患者从术后直至终生，就是一个不断与并发症斗争的过程。

182. 肾移植术后的常见并发症都有哪些?

根据发生时间的早晚，肾移植术后并发症可分为：早期并发症和长期并发症。早期并发症多以外科手术并发症为主，包括：出血、切口感染、血管吻合口狭窄、血管扭曲打折、血栓形成、移植肾破裂、尿瘘、输尿管狭窄梗阻、膀胱输尿管反流、淋巴漏、切口脂肪液化、阴囊水肿、下肢跛行和伤口周围皮肤感觉障碍等。除外科并发症外，早期并发症还包括：供体来源的感染、急性排斥反应和移植肾功能延迟恢复等。

长期并发症多以内科并发症为主，包括：慢性排斥反应、肺部感染、尿路感染、消化道感染、高血压、糖尿病、高脂血症、高尿酸血症、血尿、蛋白尿、新发恶性肿瘤、冠心病、骨病、红细胞增多症、肝功能异常和移植物肾病等。

183. 什么是排斥反应?

人体的免疫系统具有消灭外来异物的作用，正常情况下，这些异物包括外界侵入人体的病原体，如细菌、病毒等。当尿毒症患者移植了来自他人的肾脏后，人体免疫系统同样会将移植肾脏识别为非自身的外来异物，进而产生一系列免疫反应以消灭异物，即排斥反应。这些排斥反应大都通过淋巴细胞或抗体介导而发挥作用。因此，肾移植术后最重要的一个任务就是如何通过服用免疫抑制药物避免排斥反应的发生。

184. 排斥反应的分类、临床表现和治疗方法有哪些?

根据肾移植术后排斥反应发生的时间，可以将排斥反应分为四类。

（1）超急性排斥反应：超急性排斥反应发生在术后 24 小时内，大多数在吻合肾血管血流开放后几分钟至数小时发生，因此也被称为“手术台上的排斥反应”，是最严重、最剧烈的一种排斥反应。

临床表现：术中开放移植肾脏供血后，起始移植肾充盈饱满、颜色鲜红，可见尿液排出。数分钟后，肾脏开始变软，颜色由鲜红变为紫黑色，肾脏表面出现点状坏死，形成“花斑肾”，肾脏很快停止泌尿。

治疗方法：目前尚没有针对超急性排斥反应的有效治疗方法，患者往往要面临移植肾的直接切除。超急性排斥反应可能与反复输血、多次妊娠以及二次或多次移植等产生的预存抗供者特异性抗体有关，随着近些年肾移植术前严格的配型和精准的抗体检测，超急性排斥反应鲜有报道。

（2）加速性排斥反应：加速性排斥反应发生在肾移植术后 2 ~ 5 天。

临床表现：突然出现的移植肾区胀痛、尿量减少、血尿、血压及体温升高、血肌酐急剧升高，甚至移植肾破裂。病情进展迅速且凶险，严重者可危及生命。

治疗方法：使用大剂量糖皮质激素冲击治疗 1 ~ 2 次，如不敏感可以加用兔抗人胸腺细胞免疫球蛋白（即复宁），或进行血浆置换去除体内抗体、

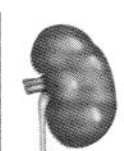

给予丙种免疫球蛋白，甚至于使用清除B细胞的利妥昔单抗或者作用于浆细胞的硼替佐米。若经积极治疗病情无好转，超声显示移植肾无血流通过，应尽快切除移植肾。

（3）急性排斥反应：急性排斥反应是指发生在肾移植术后5天至6个月内的排斥反应，以术后1个月内最多见。是临床上最常见、最典型的排斥反应类型。

临床表现：不明原因发热、尿量减少、血压升高、血肌酐升高、移植肾区胀痛等。移植肾穿刺活检是诊断金标准。

治疗方法：大剂量糖皮质激素冲击治疗，兔抗人胸腺细胞免疫球蛋白治疗，免疫球蛋白和血浆置换等。若治疗及时，90%以上的急性排斥反应患者病情可以逆转。

（4）慢性排斥反应：慢性排斥反应发生在肾移植6个月以后，病程可持续几个月或几年，是一种缓慢进展的不可避免的移植肾功能衰退。

临床表现：血肌酐水平缓慢升高、尿量逐渐减少，伴不同程度的蛋白尿、高血压及移植肾萎缩，移植肾功能逐渐减退直至完全丧失。

治疗方法：根据病情调整免疫抑制方案或行激素冲击治疗，若肾功能减退至透析水平，应尽早透析，或完善术前准备后行再次肾移植。

185. 诱发排斥反应的因素有哪些？

诱发排斥反应的因素有很多，其基本原理在于各种原因导致的体内出现高抗体、免疫抑制不足或自身免疫力的提高。具体包括：

（1）二次或多次移植、输血史、妊娠史导致的受者高抗体。

（2）自行停药或减药、漏服药物、慢性腹泻导致的免疫抑制剂暴露量不足。

（3）感染、发热也是重要的诱发排斥反应的高危因素。

186. 排斥反应有哪些预警症状？

急性排斥反应的症状最为典型，一旦发现以下症状，即应尽快与移植医生取得联系，及时就诊。

（1）不明原因发热：排除其他感染性因素，体温超过 38 ℃。

（2）尿量减少：未减少饮水，或因出汗、腹泻丢失水分的情况下，24 小时总尿量少于 1000 mL。

（3）体重增加：1 天内体重增加了 1 kg，或 1 周内增加 2 kg 以上。

（4）血压升高：血压突然升高，不明原因收缩压持续性升高 30 mmHg 以上。

（5）移植肾胀痛：移植肾区肿胀、疼痛、变硬，或伸直下肢感觉牵引痛，或同侧下肢水肿。

（6）不明原因的乏力、食欲减退、焦虑不安等。

（7）血肌酐升高，尿常规出现蛋白尿或血尿。

（8）移植肾超声提示移植肾血流减少，血流阻力指数增加。

187. 如何预防排斥反应？

每发生一次排斥反应，都是对移植肾的一次打击，因此排斥反应的预防比治疗更重要。

（1）遵医嘱：绝对禁止自行增减免疫抑制药物。如果药物不足，容易造成排斥反应；如果药物过量，容易造成感染，感染同样可能诱发排斥反应。所有药物调整都应该在医生指导下进行。

（2）坚持定期复诊随访：术后随访的意义要远远大于手术本身，定期监测药物的血药浓度，随访复查各主要器官的影像学情况和功能检查，有助于医生及时发现问题，随时调整用药，预防排斥反应，保障移植肾长期存活。

（3）预防感染和腹泻。

（4）保持良好的生活规律和健康向上的心态。

188. 什么是移植肾穿刺活检？

移植肾穿刺是一种为获得移植肾病理组织以明确病理诊断而进行的微

创检查，是明确移植肾功能异常原因最准确、最可靠的诊断方法，具有快速、安全、损伤小、可反复取材等特点。

肾移植术后常会出现移植肾功能不明原因异常的问题，引起移植肾功能异常的原因众多，如急性排斥反应、急性肾小管坏死、免疫抑制药物过量导致肾毒性、多瘤病毒相关性肾病等。通过对移植肾组织的病理检查，结合其他临床检查检验资料，可以明确移植肾功能异常原因，制订个体化的治疗方法，同时也为判断预后提供了依据。移植肾穿刺活检对提高移植肾脏的远期存活具有十分重要的意义。

189. 哪些人需要做移植肾穿刺活检?

（1）急性肾功能减退者：突然出现少尿、无尿、血肌酐进行性升高的肾移植患者。

（2）慢性肾功能减退者：血肌酐持续缓慢升高、抗排斥治疗效果欠佳的肾移植患者。

（3）常规活检：肾移植术后肾功能良好的患者，在术后特定时期建议常规行移植肾穿刺活检，以便尽早发现未造成临床症状的移植肾损害。

（4）供肾活检：在移植前或手术过程中对供肾进行的穿刺活检，以保留供肾的原始病理资料。

190. 移植肾穿刺前需要做哪些准备?

（1）穿刺前1周起停用阿司匹林、氯吡格雷、华法林等抗血小板或抗凝药物。

（2）由于术后需卧床24小时，穿刺当日及第二日需要家属或陪护陪伴照顾。

（3）练习床上大小便。

（4）练习呼吸屏气动作（仰卧位、深吸气后屏气20秒、呼气放松、反复数次），以配合术中穿刺操作。

（5）穿刺前一晚沐浴，更换干净病号服。

（6）穿刺前 30 分钟排空大小便。

191. 移植肾穿刺后有哪些注意事项?

（1）穿刺处用纱布覆盖，外用盐袋压迫止血 4 ～ 6 小时。

（2）术后绝对卧床 24 小时，在床上大小便，24 小时后无肉眼血尿可下地活动。

（3）术后多饮水多排尿，利用尿液冲洗尿道，以避免穿刺出血形成血块堵塞尿道。

（4）术后 1 周内避免用力排便及腰部剧烈活动。

192. 移植肾穿刺活检有哪些并发症?

（1）血尿：血尿是移植肾穿刺活检最常见的并发症，几乎所有患者术后均出现镜下血尿，3% ～ 16% 的患者可见肉眼血尿。此时无须惊慌，经卧床休息后血尿可在数日内缓解或消失，一般不需要特殊处理。少数出血严重患者，需要行止血、补液等治疗。

（2）移植肾周血肿：肾周小血肿多可以在 2 周内自行吸收。少数大血肿可能造成局部肿胀、疼痛或血红蛋白浓度下降，需要给予止血、补液等治疗，若出血不能有效控制，可能需要行血管栓塞或外科手术止血。

（3）疼痛：移植肾穿刺属于创伤性检查，术后一般会有轻微疼痛，多在 3 ～ 5 天自行缓解或消失。若持续疼痛可能是出现局部血肿所致。

（4）动静脉瘘：约 15% 的患者穿刺后会出现动静脉瘘，多无临床症状，少数表现为持续性血尿，动静脉瘘的确诊依赖于肾动脉造影。多数动静脉瘘会在数月内自愈，但少数严重的动静脉瘘需要行血管栓塞治疗。

193. 肾移植术后伤口有液体渗出正常吗?

肾移植术后早期由于手术创面渗血，伤口表面及引流管内有血性液体渗出属于正常现象，经引流及换药后渗出液体量逐渐减少，直至最后拔除引流管。然而，如果渗出的液体量不减反增，或出现尿液、淋巴液等其他性质的液体，则应注意是否出现了其他并发症，建议进一步完善移植肾超声检查进行鉴别。

194. 肾移植术后血管并发症有哪些？

（1）出血：出血是肾移植术后较严重的并发症，多发生于术后早期。临床表现为移植肾区肿胀、疼痛、移植肾区引流管引出新鲜血性液体，同时下腹部有便意和下坠感。出血量较大的患者会出现全身发冷、烦躁不安、血压下降、脉搏细速等失血性休克的症状。移植肾超声可以发现移植肾周围有大量积液。

移植术后出血的原因一般包括两方面：一是受者本身凝血功能障碍（如术前长期服用抗凝药物抗血小板药物、血小板缺乏症、血管性血友病、凝血因子缺乏等），二是移植肾血管破裂（包括动静脉吻合口破裂、肾动脉假性动脉瘤破裂、感染导致血管破裂等）。

对于术后 24 小时内发生的急性出血，一般需要急诊手术探查，查找出血原因并及时修补出血点。对于严重感染导致肾血管破裂的患者，必要时应行移植肾切除手术，保证患者生命安全。对于出血量少、血红蛋白浓度稳定的患者，可以保守观察。

（2）移植肾血管血栓形成：多见于术后 1 ~ 2 周，儿童供肾或儿童受者更易发生移植肾动脉血栓形成。其典型临床表现为：突发少尿或无尿，肾功能急剧恶化，伴有移植肾区急性疼痛和血尿。移植肾超声可见血管阻力指数增高、血流灌注减少以及舒张期逆向血流。

血管管径小、移植肾血管过长致扭曲打结、冷缺血时间延长、移植肾多支血管、移植肾血管内膜损伤等都是移植肾血管血栓形成的高危因素。

一旦发现移植肾动脉主干栓塞应尽快手术探查，血栓形成早期可行溶栓或血管切开取栓。对于移植肾无法挽回的患者，应行移植肾切除手术。早期诊断和干预是挽救移植肾的唯一机会。

（3）移植肾动脉狭窄：移植肾动脉狭窄是肾移植术后最常见的血管并发症，在术后 3 个月 ~ 2 年最易发生。移植肾动脉狭窄可导致移植后肾性高血压，最终导致移植肾功能逐渐丧失。移植肾多普勒超声可见移植肾动脉管腔狭窄、狭窄处血流速度增快。

血管内膜损伤、吻合口狭窄、动脉粥样斑块形成、肾动脉周围血肿压迫等是引发移植肾动脉狭窄的高危因素。

对于移植肾动脉狭窄不严重的患者，可采取保守治疗。如果移植肾动脉狭窄进行性发展或肾功能恶化，可行肾动脉球囊成形术或血管支架置入术。

195. 移植肾动脉狭窄是否可以逆转？

公民逝世后器官捐献来源的供肾，由于冷热缺血、插管灌注机械损伤等原因，肾动脉内膜有损伤基础。肾移植术后，损伤的动脉内膜上继发血小板附着，形成血栓、增厚，导致移植肾动脉狭窄。

如果早期给予抗血小板凝集药物，内膜上附着的增厚的血小板等物质不能进一步堆积、增厚，反而被血流冲刷作用削弱，使得动脉的管腔内径和弹性恢复。动脉狭窄是可以逆转的，服药半年至 1 年，待动脉内膜损伤被修复、情况稳定了，就可以停药。如果处理晚了，血栓进一步增厚、纤维化，狭窄就不能逆转了。

196. 肾移植术后尿路并发症有哪些？

（1）尿漏：尿漏一般出现在肾移植术后 1 个月内，其主要原因是移植肾输尿管与膀胱吻合不严密，或者是移植肾输尿管远端血供受损造成输尿管坏死。临床表现为伤口引流量增加（清亮黄色尿液），引流液肌酐超过血肌酐两倍，超声检查可见移植肾周液性暗区。

治疗方面以保守治疗为主，只要保持引流通畅，吻合口大都可以自行愈合，但愈合时间长短不一，少则几日，多则可达数周。对于保守治疗无效的患者，则需要进行手术修补。

（2）输尿管狭窄梗阻：肾移植术后输尿管狭窄的病因复杂，与手术吻合技术、输尿管凝血块堵塞、输尿管周围组织压迫、输尿管远端缺血坏死纤维化、反复泌尿系感染导致输尿管壁增厚形成纤维环等因素有关。

患者可以出现少尿、无尿、血肌酐上升、移植肾区胀痛等症状，超声检查可见移植肾肾盂及输尿管扩张，尿路造影可以显示输尿管的狭窄位置和长度。

治疗方案应根据病因制订。术后早期由于手术原因导致的梗阻，首选手术治疗。术后晚期输尿管梗阻，首先考虑内镜治疗解除梗阻，包括输尿管内支架置入术、经皮移植肾穿刺造瘘术。

（3）移植肾或输尿管结石：移植肾或输尿管的结石治疗原则同普通泌尿系结石，需根据结石的位置和大小选择不同的治疗方案，包括药物排石、体外冲击波碎石和手术碎石取石。但由于肾移植患者属于孤立肾患者，仅有一个有功能肾脏，因此一旦造成肾脏损伤会造成严重后果，手术风险相对较高。

肾移植术后结石病首在预防，若肾功能允许，“多饮水、勿憋尿”是预防泌尿系结石的基本原则。

197. 肾移植术后切口并发症有哪些?

（1）切口感染：手术切口感染可能导致切口裂开，长期发展可能导致切口疝。影响切口愈合的因素除感染外，还包括老年受者、糖尿病、肥胖、再次手术和应用西罗莫司作为免疫抑制剂等。

切口发生感染时，表现为局部红肿、疼痛，可伴发热，伤口或引流管内可见脓液。致病菌以大肠埃希菌最多见，其他致病菌包括葡萄球菌、肠球菌。

切口感染的治疗原则为：早期诊断、有效引流、合理用药。加强伤口消毒换药，同时根据病原菌培养结果选择针对性的抗生素。对于深部肾周脓肿，引流通畅是治疗关键。如果怀疑有真菌感染，还需要加用抗真菌类药物。加强患者的营养，纠正贫血和低蛋白血症，对促进伤口愈合和预防术后感染有很大帮助。

（2）切口皮下脂肪液化：脂肪液化是术后伤口愈合不良的原因之一，好发于皮下脂肪较厚的肥胖患者。发生机制可能是术中热损伤造成皮下脂肪组织供血障碍，导致脂肪组织发生无菌性坏死，形成较多渗出液，影响伤口愈合。切口皮下脂肪液化多发生在术后 5 ~ 7 天，除切口有较多渗出液外，患者常无其他自觉症状。

若渗出液较少，可局部放置引流纱条，定期换药以促进伤口愈合。若渗出液较多严重影响伤口愈合，则应及时敞开切口充分引流，待新鲜肉芽组织形成后，择期行清创缝合。

（3）切口内神经损伤：肾移植手术在分离髂窝内结构时，可能损伤股浅神经或股神经皮支，这些损伤因素包括拉钩压迫、电凝热损伤或局部血肿压迫等。

当股浅神经损伤时，术后患者会出现股四头肌无力，表现为小腿伸直障碍，行走呈患侧下肢跛行步态，一般在术后数月至半年逐步恢复。

当股神经皮支损伤时，大腿侧方会出现麻木样皮肤感觉障碍，一般术后 3 ~ 6 个月恢复。

针对神经损伤一般采用 B 族维生素等营养神经治疗，可加快神经恢复。

（4）淋巴漏：淋巴漏一般发生在术后 1 周至数周内，表现为术后伤口引流管持续引流出透明色、乳糜色或淡黄色液体，移植肾区出现逐渐增大的囊性包块。造成淋巴瘘的原因主要是术中损伤的淋巴管未予结扎或结扎脱落，若引流不畅，漏出的淋巴液在髂窝处积聚可形成淋巴囊肿。淋巴囊肿压迫输尿管可引起肾积水，压迫髂血管可造成静脉血栓和下肢肿胀，压迫膀胱可出现尿频、尿急，压迫精索可引起阴囊肿大。

一般情况下，术后少量淋巴漏属于常见现象，只要引流通畅、不发生感染，淋巴漏可自行愈合。但如果淋巴液引流较多且无减少趋势，则需要进一步处理。

198. 什么是移植肾功能延迟恢复？

移植肾功能延迟恢复（delayed graft function，DGF）一般指肾移植术后 1 周内血肌酐未恢复正常，至少需要进行一次透析治疗。造成 DGF 的病因尚不明确，可能与缺血造成的急性肾小管坏死有关。研究发现，DGF 与供肾类型有关，亲属活体肾移植患者 DGF 的发生率要低于公民逝世后器官捐献肾移植。移植肾穿刺活检是诊断 DGF 的金标准。

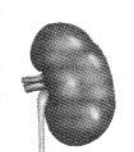

199. 发生了移植肾功能延迟恢复怎么办？

移植肾功能延迟恢复表现为术后少尿或无尿，排除排斥反应等其他因素，一般需要数天至数周、甚至数月后移植肾才能恢复功能。尿量恢复一般在肾小管上皮细胞再生修复后出现，多尿期过后肾功能逐渐恢复。

出现 DGF 后，因患者仍处于尿毒症状态，需要继续维持透析治疗。在透析过渡期间，可对免疫抑制剂进行调整，积极预防排斥反应，同时预防感染。

200. 肾移植术后为什么容易并发感染？

肾移植术后患者需要长期服用免疫抑制剂以预防排斥反应，免疫抑制不足容易发生排斥反应，而免疫抑制过度容易造成感染。理想的状态是在免疫抑制水平和抗感染能力之间取得平衡，但实际上由于患者自身免疫状态存在波动，且可能合并有糖尿病、贫血、低蛋白血症、高龄等不利于感染控制的因素，该平衡很难维持。以肺部感染为例，据统计肾移植术后肺部感染的发病率为 9.8% ~ 27.3%。因此，感染是肾移植术后患者需要面对的一个非常重要的并发症。为更好地进行诊断和治疗，移植术后感染一般会按照病原体类型、感染的器官系统或感染时间进行分类。

201. 造成肾移植术后感染的常见病原体有哪些？

造成肾移植术后感染的病原体十分广泛，包括细菌、病毒、真菌和寄生虫等，以细菌为主，其次是病毒和真菌，近年结核的感染率有上升趋势。

机会性感染是肾移植术后感染重要的组成部分。所谓“机会性感染”是指一些致病力较低的病原体寄生在正常人体时不致病，当人体免疫功能低下时引起感染，常见于移植术后和艾滋病等免疫功能受损的人群。且肾移植术后感染常合并多种病原体的混合感染或耐药菌感染。

常见的机会性感染包括结核分枝杆菌感染、伊氏肺孢子菌肺炎、弓形虫病、念珠菌病、隐球菌病、曲霉菌病、巨细胞病毒感染、单纯疱疹病毒感染、带状疱疹病毒感染、多瘤病毒（BK 病毒、JC 病毒）感染等。

202. 肾移植术后哪些部位容易发生感染？

人体与外界环境相通的器官系统较容易发生感染，如：肺部感染、尿路感染、胃肠道感染、皮肤伤口感染。但由于不同患者身体情况有差异，还可能发生移植物感染（肾脓肿、肾血管感染）、腹膜炎、中枢神经系统感染（脑膜炎、脑脓肿）等。局部感染若不能有效控制可进展为脓毒血症等全身感染，严重威胁患者生命健康。

203. 术后不同时期的肾移植术后感染有哪些特点？

根据感染病原体与时间的关系，大体可将肾移植术后感染分为三个阶段：

第一阶段，术后 1 个月内。多数感染是外科操作的并发症，手术切口和泌尿道是常见的感染部位，常见病原体是细菌，包括金黄色葡萄球菌和大肠埃希菌以及其他常见的肠杆菌。

第二阶段，术后 1 ~ 6 个月。该阶段是机会性感染（病原体寄生在正常人体时不致病，只在人体免疫功能低下时引起感染）最容易发生的时期，常见病原体包括细菌、病毒、真菌、肺孢子菌、结核杆菌。

第三阶段，术后 6 个月以上。此时免疫抑制剂剂量和患者免疫状态已经趋于平稳，感染的病原体与常见社区获得性感染相同，如肺炎链球菌肺炎和流感等。

204. 肾移植术后肺部感染如何处理？

肺部感染是肾移植术后的常见并发症，发病率为 9.8% ~ 27.3%，好发于术后 1 ~ 6个月。若未能得到及时处理而进展为急性呼吸窘迫综合征（acute respiratory distress syndrome，ARDS），死亡率高达 46.2% ~ 78.3%。

可以引起肺部感染的病原体包括细菌（肺炎链球菌、葡萄球菌、铜绿假单胞菌、大肠埃希菌等）、病毒（巨细胞病毒）、真菌（曲霉菌、毛霉菌、念珠菌、隐球菌）、伊氏肺孢子菌、结核杆菌、军团菌、支原体、衣原体等。普通肺炎多是以单纯的细菌感染为主，而重症肺炎多是以细菌为主的混合感染。

肺部感染的常见症状表现为高热、咳嗽、咳痰、呼吸急促、口唇发绀和乏力，部分患者可无咳嗽、咳痰。肺部听诊可闻及气泡音。胸部 CT 扫描可见肺部阴影。但由于免疫抑制剂的使用，多数肾移植术后肺部感染患者的症状、体征和影像学表现均不典型。

肺部感染治疗方面最重要的是有针对性的抗病原体治疗，若不能明确病原体而采用“足量、全覆盖”的抗细菌、抗真菌、抗病毒的三联用药方案，不但副作用较多，而且会为患者带来巨大的经济负担。因此，病原学检查十分重要。

检查方法包括：血、痰、咽拭子培养，支气管镜下肺泡灌洗液培养，病毒抗原抗体检测，病毒核酸检测，结核菌素试验，抗酸杆菌 polymerase chain reaction 检测，伊氏肺孢子菌 PCR 检测等。由于混合感染可能性大，而且细菌或真菌培养检出率低，因此要反复多次进行培养。

查明病原体前根据经验应用足量广谱抗生素治疗，查明病原体后即根据药敏试验结果调整用药。此外，由于肺部感染的诱因之一是免疫抑制过度，因此及时调整免疫抑制剂方案和药物用量非常重要，必要时可停用除激素外的所有免疫抑制剂。

205. 什么是肾移植术后伊氏肺孢子菌肺炎？

伊氏肺孢子菌，过去认为属于原虫，最近有学者认为其属于真菌类。伊氏肺孢子菌肺炎常见于免疫功能低下者，如器官移植术后服用免疫抑制剂的患者，或艾滋病患者。肾移植术后患者中的发病率约 2% ~ 11%，一般在术后 6 个月内发生，且死亡率较高。

伊氏肺孢子菌肺炎以发热、干咳、呼吸困难三联征为典型症状。症状和体征不匹配，往往呼吸困难症状很重，却少有肺部阳性体征。肺部 CT

可见肺部弥漫性密度增高影，确诊需要在肺泡灌洗液中找到肺孢子菌。

伊氏肺孢子菌肺炎治疗首选复方磺胺甲噁唑，但该药物可引起皮疹、肝肾功能损害、骨髓抑制等副反应。对复方磺胺甲噁唑过敏的患者，可考虑在脱敏疗法后使用，如不能脱敏，使用氨苯砜、喷他脒治疗也有报道。发病 3 天内确诊并开始治疗可明显降低死亡率。术后患者服用复方磺胺甲噁唑是预防伊氏肺孢子菌肺炎的有效手段。

206. 肾移植术后出现泌尿系感染应该怎么办?

泌尿系感染是肾移植术后最常见的感染之一。主要症状包括尿频、尿急、尿痛，尿常规检验提示尿白细胞增多，尿培养结果阳性。作为免疫力低下人群，与外界开放的系统（呼吸道、消化道、泌尿道）是最容易受感染的。尤其是女性，尿道短，距离肛门近，细菌很容易逆行感染。若出现相关症状建议及时到医院就诊。

（1）要做尿培养（会阴部擦干净，阴唇分开，取中段尿）和药敏鉴定，确定微生物并指导用药。

（2）要足量、规范、足疗程使用敏感的抗生素，最好是复查尿培养转阴后再停药。

（3）养成大量喝水，用尿液冲刷尿道的习惯，并且尽量不憋尿。

207. 肾移植后高血压如何处理?

高血压是肾移植术后的常见并发症之一，是导致心脑血管事件（冠心病、心力衰竭、脑卒中）等动脉粥样硬化性心血管病（atherosclerotic cardiovascular disease，ASCVD）和移植患者死亡的主要原因之一。此外，长期高血压还会导致血管硬化，包括肾小球血管的硬化，严重影响移植肾的功能和存活。肾移植术后患者往往更多地关注肾功能是否正常，忽视了对高血压的控制，直到发生心肌梗死或脑卒中等心脑血管事件才追悔莫及。

肾移植术后早期超过 90% 的患者合并有高血压，随着移植肾功能的稳定和免疫抑制剂的减量，大多数患者的高血压可以得到不同程度的控制，但仍有超过 50% 的患者合并高血压。

（1）高血压的诊断：根据世界卫生组织（World Health Organization，WHO）对高血压的定义：诊室血压高于 140/90 mmHg 为高血压（表 17-1）。另外，家庭自测血压和动态血压作为对诊室血压的重要补充，家庭自测血压≥ 135/85 mmHg，或 24 小时动态血压平均值＞130/80 mmHg 也诊断为高血压。肾移植后高血压的诊断也采用相同的标准。

表 17-1 高血压的分级

类别	收缩压（mmHg）		舒张压（mmHg）
正常血压	＜ 120	和	＜ 80
正常高值	120 ~ 139	和（或）	80 ~ 89
高血压	≥ 140	和（或）	≥ 90
1 级高血压（轻度）	140 ~ 159	和（或）	90 ~ 99
2 级高血压（中度）	160 ~ 179	和（或）	100 ~ 109
3 级高血压（重度）	≥ 180	和（或）	≥ 110
单纯收缩期高血压	≥ 140	和	＜ 90

注：当收缩压和舒张压分属于不同级别时，以较高的分级为准。单纯收缩期高血压也可按照收缩压分为 1、2、3 级。

（2）高血压的危险因素

1）供体因素：供体年龄越大或有高血压家族史，移植后高血压风险明显增大。

2）受体因素：尿毒症患者接受移植术前大都已存在高血压，高血压造成的血管硬化在移植后仍会持续存在。肥胖、代谢综合征、原有慢性肾病也与移植后高血压密切相关。

3）药物因素：糖皮质激素可导致水、钠潴留，心输出量增加，容量负荷增加，从而影响血压。钙调磷酸酶抑制剂，尤其是环孢素，可以使肾小球入球小动脉收缩，导致血压升高。研究显示与环孢素相比，他克莫司在血压方面的副作用更轻微。如果经降压药物治疗，血压仍不能得到有效控制，可以考虑降低 CNI 类药物剂量或调整为他克莫司替代环孢素的方案。

4）移植因素：移植肾功能延迟恢复、排斥反应、移植肾动脉狭窄均可以引起高血压。

（3）高血压的控制目标：根据改善慢性肾脏病总体预后（KDIGO）指南之《2021 年慢性肾病患者血压管理临床实践指南》的推荐，肾移植患者的理想血压应控制在 130/80 mmHg 以下，无论是否合并蛋白尿，但应避免收缩压 < 120 mmHg。对合并症较多、高龄、低体重患者，为避免增加心血管事件的发生率，降压目标可放宽至 140/90 mmHg 以下。

（4）高血压的监测：高血压的监测分为三种方式，分别为诊室血压监测、家庭血压监测和动态血压监测。其中，标准化的诊室血压监测是评估血压控制情况的最佳方式，家庭血压监测和动态血压监测作为标准化诊室血压监测的重要补充。患者最好能在家中测量血压并记录（表 17-2），每天至少 2 次。由于血压存在显著的 24 小时节律变化，多数患者清晨起床时血压高，夜间睡眠时血压低，两者相差可达 10% 以上，部分患者傍晚时血压再次出现升高。另外，部分患者夜间血压升高，甚至超过白天，这部分患者往往体型肥胖、存在明显的夜间睡眠呼吸暂停，动态血压监测有助于检出这部分患者。每天应选择固定时间点测量血压。测量前，患者应排空膀胱、避免喝浓茶、咖啡等，坐在有靠背的椅子上（脚踩地、背靠椅背）休息至少 5 分钟，期间保持安静，避免交谈。测量时脱掉上肢所有的衣物，上臂与心脏在同一水平，选择合适的袖带测量上臂肱动脉部位的血压，测量血压时，应相隔 1 ～ 2 分钟重复测量，取两次读数的平均值记录。如果收缩压或舒张压的两次读数相差 5 mmHg 以上，应再次测量，取 3 次读数的平均值记录。

表 17-2　血压监测记录表

日期（年月日）	时间（时：分）	收缩压（mmHg）	舒张压（mmHg）	心率（次 /min）	说明

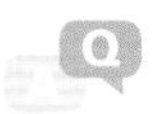

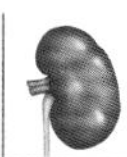

（5）高血压的治疗：肾移植后高血压的治疗目的包括两个：延长移植肾存活时间和降低心脑血管意外的发生风险。

1）非药物治疗：在所有人群中，改变不良生活方式是治疗的基础，包括戒烟限酒、低盐饮食、控制体重、适量运动、减重等。肾移植合并高血压的患者应该低盐饮食，指的是每天钠摄入量＜ 2 g（或每天钠摄入量＜ 90 mmol，或每天氯化钠摄入量＜ 5 g）。同时，推荐患者进行中等强度的体力活动，每周累计时间至少为 150 分钟，或达到与其心血管和身体耐受性相适应的水平。当然，身体活动的形式和强度应个体化。限盐、减重等可以增加肾移植受者血压达标的概率，同时可以减少降压药物的剂量、相关副作用以及药物之间相互作用的风险。

2）药物治疗：成人肾移植受者中，选择降血压药物时应综合考虑移植时间、是否使用钙调磷酸酶抑制剂、是否存在持续性蛋白尿和其他情况。目前常用的降压药物包括 5 大类：钙通道阻滞剂（calcium channel blockers，CCBs）、血管紧张素转化酶抑制剂（angiotensin converting enzyme inhibitor，ACEI）、血管紧张素Ⅱ受体拮抗剂（angiotensin Ⅱ receptor blocker，ARB）、肾上腺素能受体拮抗剂及利尿剂。其中，根据改善慢性肾脏病总体预后指南之《2021 年慢性肾脏病患者血压管理临床实践指南》的推荐，二氢吡啶类钙通道阻滞剂（CCBs）和 ARB 是肾移植术后患者首选的降压药物。与普通高血压患者建议首先尝试单一降压药物控制血压不同，肾移植患者高血压机制复杂且术前常常已使用联合降压方案，故对肾移植患者主张早期联合用药，通过多种作用机制达到降压效果，同时可以降低药物不良反应的发生率，达到更好的心血管保护作用。

①钙通道阻滞剂：钙通道阻滞剂是移植术后最常用的降压药物，它可以舒张血管平滑肌从而降低外周血管阻力，亦能拮抗钙调磷酸酶抑制剂的收缩肾血管作用，降低肾血管阻力，是目前肾移植术后高血压治疗的一线药物，而且围手术期使用钙通道阻滞剂能够降低移植肾急性肾小管坏死的发生率和减轻肾脏缺血－再灌注损伤。值得注意的是，钙通道阻滞剂可抑制细胞色素 P450 酶代谢系统，升高 CNI 类药物的血药谷浓度水平，使用期间应严格监测 CNI 类药物的血药浓度。从药理学的角度来看，二氢吡啶类 CCBs（如氨氯地平、硝苯地平）和非二氢吡啶类 CCBs（如地尔硫䓬、

维拉帕米）是非常不同的药物，具有不同的效果和不良反应。研究显示与安慰剂相比，只有二氢吡啶类 CCBs 可以使移植肾失败的风险降低 38%（*RR*：0.62；95% *CI*：0.43 ~ 0.90），而非二氢吡啶 CCBs 降低移植肾失败的作用不显著（*RR*：0.91；95% *CI*：0.61 ~ 1.34）。同时，二氢吡啶类 CCBs 可以降低血清肌酐浓度，升高肌酐清除率。二氢吡啶类 CCBs 常见不良反应为水肿。

常用药物：硝苯地平、氨氯地平、非洛地平、尼卡地平、地尔硫草、维拉帕米。

②肾素 – 血管紧张素 – 醛固酮系统阻滞剂：该类药物包括 ACEI 和 ARB。

ACEI 和 ARB 可以有效地降低肾移植患者的血压，减少蛋白尿，降低血红蛋白浓度，并且对糖代谢和脂类代谢无不良影响，特别适合肾移植术后合并蛋白尿、红细胞增多症的患者。研究显示与安慰剂相比，使用 ARB 减少了 65% 的移植肾失功（*RR*：0.35；95% *CI*：0.15 ~ 0.84），但使用 ACEI 对移植肾失功没有显著的作用。另外，ACEI 和 ARB 会引起肾小球滤过率下降、血肌酐升高、贫血和高钾血症，容易与排斥反应、钙调磷酸酶抑制剂中毒时的血肌酐升高混淆，延误病情的诊断和治疗。并且此类药物的用药禁忌包括肾动脉狭窄，围手术期因血管吻合口水肿，无法对血管情况做彻底评估。此外 ACEI 还可以引起血管源性水肿、干咳。因此，肾移植术后早期，以及术后肌酐偏高的患者，应尽可能避免使用 ACEI 和 ARB 类药物。如果要使用，更推荐 ARB 类药物。肾移植患者服用 ACEI 或 ARB 类药物期间应严密监测血肌酐、血钾和血红蛋白水平，一旦发现肌酐快速增高等情况，须及时停药和调整。

常用药物：ACEI 类如卡托普利、贝那普利、福辛普利等；ARB 类如氯沙坦、缬沙坦、厄贝沙坦、坎地沙坦等。

③肾上腺素受体阻滞剂：该类药物包括 α_1 受体阻滞剂，β_1 受体阻滞剂和 α、β 受体阻滞剂。

α_1 受体主要分布于血管平滑肌（皮肤、黏膜及部分内脏血管），激动时引起血管收缩。α_1 受体阻滞剂常用于嗜铬细胞瘤引起的高血压危象，或用于控制围手术期高血压，一般不用于其他高血压患者，在移植术后高血压治疗中不作为首选。

常用药物：特拉唑嗪、多沙唑嗪、乌拉地尔。

$β_1$ 受体主要分布于心脏，$β_1$ 受体阻滞剂通过减慢心率、抑制心肌收缩力起到降压作用，尤其适用于心率较快、合并冠心病或心力衰竭的患者。要注意的是，$β_1$ 受体阻滞剂类药物突然撤药可能出现反跳现象，表现为高血压、心律失常、心绞痛恶化和心衰加重，增加猝死的发生率。如术前服用 $β_1$ 受体阻滞剂，术后应继续服用。若术前停用本药，整个撤药过程应至少持续 2 周，每 2 ~ 3 天剂量减半，停药前的最后剂量至少持续 4 天，至少在术前 48 小时完全停药。

常用药物：美托洛尔、比索洛尔、阿替洛尔。

α、β 受体阻滞剂一方面通过对 α 受体的阻滞作用使外周血管舒张、降低血压，另一方面非选择性阻滞 β 受体，减慢心率、抑制心肌收缩力。

常用药物：阿罗洛尔、卡维地洛。

④利尿剂：利尿剂可以通过促进体内水、电解质的排出增加尿量，能有效减少水、钠潴留、减轻全身容量负荷，同时改善心功能。由于终末期肾病患者体内均存在不同程度的水、钠潴留，利尿剂在肾移植术后早期是有效的降压药物。

常用药物：呋塞米、托拉塞米、氢氯噻嗪、螺内酯。

⑤硝酸酯类降压药：硝酸酯类药物直接松弛血管平滑肌，使血管舒张，可以有效降低血压，尤其是舒张压，尤其适用于治疗心功能衰竭患者。

常用药物：硝酸甘油、单硝酸异山梨酯。

208. 肾移植后糖尿病如何处理？

移植后糖尿病（post-transplantation diabetes mellitus，PTDM）是肾移植术后常见的并发症，又称移植后新发糖尿病。肾移植后糖尿病可以增加术后感染和心血管并发症的发生率，降低患者和移植肾的存活时间，严重危害肾移植患者的生命安全和生活质量。据统计，超过 24% 的肾移植患者在术后 3 年内出现 PTDM。

（1）糖尿病的诊断：根据世界卫生组织关于糖尿病的诊断标准和移植后糖尿病诊疗指南，PTDM 定义为移植前无糖尿病，术后排除急性糖代谢紊乱后出现持续性高血糖，并达到糖尿病的诊断标准。具体诊断标准见表 17-3。

表 17-3 移植后糖尿病诊断标准

诊断标准	静脉血浆葡萄糖或 HbA1c
典型糖尿病症状	
加上随机血糖	≥ 11.1 mmol/L
或加上空腹血糖	≥ 7.0 mmol/L
或加上 OGTT 2h 血糖	≥ 11.1 mmol/L
或加上 HbA1c	≥ 6.5%
无糖尿病典型症状，需改日复查确认	

注：①典型糖尿病症状包括烦渴多饮、多尿、多食、不明原因体重下降；② HbA1c：糖化血红蛋白；③ OGTT 2h：口服葡萄糖耐量试验（oral glucose tolerance test）后 2 小时血糖；④空腹血糖为 6.1 ~ 6.9 mmol/L 诊断为空腹血糖受损（impaired fasting glucose，IFG）；餐后 2 小时血糖为 7.8 ~ 11.1 mmol/L 诊断为糖耐量受损（impaired glucose tolerance，IGT）。

（2）PTDM 的危险因素

1）受者因素：高龄、吸烟、肥胖、糖尿病家族史、移植前糖尿病、移植前多囊肾、高脂血症、高血压、蛋白尿、低镁血症、维生素 D 缺乏、使用生长激素等是肾移植受者发生 PTDM 的危险因素。此外，丙型肝炎病毒、巨细胞病毒感染会影响胰岛素的释放，也会导致 PTDM 的发生。

2）药物因素：在常用免疫抑制剂中，他克莫司和糖皮质激素是最容易导致 PTDM 的药物，机制包括增加了机体对胰岛素的抵抗、减少胰岛素分泌和对胰岛 B 细胞的直接毒性作用。环孢素也可以导致肾移植术后糖代谢异常，但程度要明显弱于他克莫司。研究显示将他克莫司转换为环孢素有助于 PTDM 患者的血糖控制。随着免疫抑制剂用量的减少多数患者糖代谢异常会逐渐恢复。

3）移植因素：供受体部分特定配型点位的错配、尸体供肾等也是 PTDM 发生的危险因素。

（3）糖尿病的控制目标：理想的血糖控制水平应使 HbA1c ＜ 6.5%。但应遵循个体化原则，不能教条地一概而论，如年龄较大、基础疾病较多、并发症较重等情况 HbA1c 可适当放宽，一方面避免低血糖事件的发生，另一方面避免血糖过高诱发感染及代谢异常。

（4）糖尿病的监测：监测血糖是肾移植术后复诊的内容之一，早期诊断并治疗糖代谢异常可有效预防相关并发症的发生。建议定期监测空腹血糖：术后 1 个月内每周至少随访一次；术后 1 年内每 3 个月随访一次；之后每年随访一次。

如果确诊糖尿病，除要定期复查空腹血糖以及监测指尖血糖（每天三餐前后及睡前）外，HbA1c 是重要的复查内容。HbA1c 是衡量血糖控制是否理想的金标准，可有效反映糖尿病患者过去 8 ~ 12 周的平均血糖水平，术后每 3 个月要复查一次。

需要注意的是，肾移植术后随着患者免疫抑制剂的用量不断减少，糖代谢紊乱会逐渐恢复，如果患者降糖治疗没有随之调整的话，有发生低血糖的危险。另有部分患者会随着免疫抑制剂在体内蓄积，糖代谢异常进一步加重，使得原已控制理想的血糖再次升高。因此肾移植术后糖尿病的患者应该密切监测血糖，并根据血糖调整降糖药物。

（5）糖尿病的治疗

1）非药物治疗：PTDM 的治疗方式与 2 型糖尿病类似，首先建议改善生活方式，包括合理饮食、控制体重和适量运动。控制饮食可以避免血糖剧烈波动和高血糖事件的发生。适量运动可以改善机体对胰岛素的敏感性、改善血压和血脂，并减少降糖药物的用量。生活方式干预已经成为所有糖尿病患者管理方案中必不可少的组成部分。“饮食指导”和“体育锻炼”的具体内容请参见本书相关章节。

2）药物治疗：治疗糖尿病的药物包括口服降糖药和胰岛素两类。肾移植后糖尿病的药物治疗常规遵循“生活方式改变 → 口服降糖药 → 胰岛素治疗”的阶梯化治疗策略，随着对早期胰岛功能保护理念的形成，而且胰岛素无肝肾毒性，考虑到口服降糖药对肝肾功能和免疫抑制剂的影响，积极使用胰岛素是迅速、安全、有效的治疗方式（图 17-1，表 17-4）。

①胰岛素：胰岛素经皮下注射起效，部位可选择腹壁、大腿、上臂三角肌或臀部。为避免局部皮肤因反复注射出现不良反应，应定期轮换注射部位或在同一区域内轮换注射点。

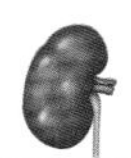

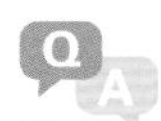

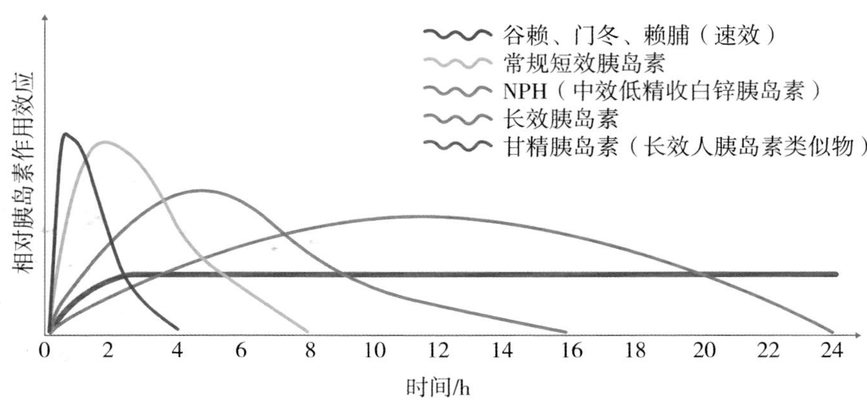

图 17-1 速效（超短效）、短效、中效、长效胰岛素作用效应示意图

②双胍类：双胍类药物主要抑制肝脏葡萄糖的产生，降低肠道对葡萄糖的吸收，并增强胰岛素的敏感性，是治疗糖尿病的一线用药。是单纯饮食和运动控制不佳的 2 型糖尿病患者，尤其是肥胖患者的首选。不良反应包括消化道反应、乳酸性酸中毒（多见于老年人，心、肺、肝、肾功能不全的患者），因此重度肝、肾功能不全患者禁用。

常用药物：二甲双胍（格华止）。

③磺脲类促泌剂：磺脲类是胰岛素促泌剂，其作用机制在于刺激胰岛素的分泌，增加体内胰岛素的水平。需要根据血糖波动调整剂量，否则容易造成低血糖。

常用药物：格列本脲、格列美脲（亚莫利）、格列吡嗪、格列喹酮、格列齐特。

④非磺脲类促泌剂——格列奈类：格列奈类同样是胰岛素促泌剂，但作用弱于磺脲类，主要用于减少餐后血糖波动。肝肾功能不全患者可以全程使用，且对钙调磷酸酶抑制剂无影响，对肾移植患者相对安全。

常用药物：瑞格列奈、那格列奈（唐力）、米格列奈。

⑤噻唑烷二酮类（格列酮类）：格列酮类药物属胰岛素增敏剂，可通过减少胰岛素抵抗而增强胰岛素的敏感性，无低血糖作用。但增加体重上升、水肿、心衰的风险。中重度肾功能不全患者剂量需要减半。

常用药物：罗格列酮、吡格列酮（艾汀）。

⑥α糖苷酶抑制剂：α糖苷酶抑制剂可以减缓肠道对碳水化合物的消化吸收，用于控制餐后血糖波动。不良反应主要为消化道反应，结肠部位未被吸收的碳水化合物经细菌发酵会导致腹胀、腹痛、腹泻。

常用药物：阿卡波糖（拜唐苹）、伏格列波糖、米格列醇。

⑦钠–葡萄糖协同转运蛋白2抑制剂（SGLT2抑制剂）：该类药物可以选择性地抑制肾脏近曲小管葡萄糖的重吸收，使血液中的葡萄糖随尿液排出，不增加低血糖的风险。它不依赖胰岛素，对难治性2型糖尿病患者也有效果，但由于尿糖持续呈阳性，泌尿生殖系统感染风险也相对增加。重度肾功能不全者禁用此药。

常用药物：恩格列净、达格列净（安达唐）、卡格列净。

⑧胰高血糖素样肽-1受体激动剂（GLP-1受体激动剂）：GLP-1（胰高血糖素样肽-1）可以增加糖依赖性的胰岛素分泌，减少胰高血糖素分泌，延缓胃排空和诱发饱感，改善外周胰岛素抵抗。因此GLP-1类似物（GLP-1受体激动剂）通过上述机制发挥作用，该药没有低血糖风险，但主要为注射用药。

常用药物：利拉鲁肽、艾塞那肽注射液（百泌达）、司美格鲁肽、度拉糖肽。

⑨二肽基肽酶-4抑制剂（DPP-4抑制剂）：DPP-4可以裂解GLP-1，导致GLP-1迅速水解。因此DPP-4抑制剂通过阻止DPP-4酶降解体内GLP-1，使得GLP-1在生理浓度范围内有一定程度的升高，同样可以增加胰岛素分泌，减少胰高血糖素分泌，无低血糖风险。其中利格列汀在中、重度肾功能不全和透析患者均可以使用。可以改善移植受者的胰岛B细胞功能。

常用药物：西格列汀、沙格列汀、维格列汀（佳维乐）、利格列汀、阿格列汀。

低血糖是糖尿病治疗过程中常见且危险的并发症，了解低血糖的症状并及时处理，对患者的生命安全十分重要。低血糖的常见症状包括：恶心、饥饿、疲劳、大汗、心跳加速、口唇或指尖麻木、颤抖、肌肉无力、视力模糊，严重者可出现意识模糊等。发生这种情况时，无须紧张，尽快服用糖类，或喝含糖饮料，然后坐下休息，症状会逐渐缓解。外出运动或旅游，以及以往曾发生过低血糖的患者，最好随身携带糖果，以防万一。

表 17-4 速效（超短效）、短效、中效、长效、预混胰岛素作用效果

作用类型	成分	商品名	起效时间	达峰时间	持续时间	注意事项
超短效	门冬胰岛素	诺和锐	10 ~ 20 min	1 ~ 3h	3 ~ 5h	快速起效，紧邻餐前注射。可经静脉和胰岛素泵给药
	赖脯胰岛素	优泌乐	10 ~ 15 min	0.5 ~ 1h	2 ~ 5h	
	谷赖胰岛素	艾倍得	10 ~ 20 min	1 ~ 1.5h	1.5 ~ 2h	
短效	生物合成重组人胰岛素	诺和灵 R	30 min	1.5 ~ 2.5h	7 ~ 8h	注射后 30 分钟内必须进食含有碳水化合物的正餐或加餐。可静脉给药
		优泌林 R	30 min	2 ~ 4h	6 ~ 8h	
		甘舒霖 R	30 min	1 ~ 3h	4 ~ 8h	
中效	低精蛋白锌胰岛素	万苏林	2 ~ 4h	8 ~ 12h	18 ~ 24h	早餐前 30 ~ 60 分钟皮下注射一次，有时需于晚餐前再注射一次，可与短效胰岛素预混使用
	精蛋白生物合成人胰岛素	诺和灵 N	1.5 h	4 ~ 12h	24 h	
	精蛋白锌重组人胰岛素	优泌林 N	1 ~ 2h	8 ~ 10h	18 ~ 24h	
长效	甘精胰岛素	来得时	2 ~ 3h	无峰	30 h	基础胰岛素，每日一次给药。长效胰岛素不能与其他胰岛素预混
	地特胰岛素	诺和平	3 ~ 4h	6 ~ 8h	24 h	
	德谷胰岛素	诺和达	1 h	无峰	38 ~ 42h	
预混	30% 诺和锐 +70% 精蛋白门冬	诺和锐 30	10 ~ 20 min	1 ~ 4h	24 h	将（超）短效和中效胰岛素预混，餐前注射，减少注射次数，方便患者
	50% 诺和锐 +50% 精蛋白门冬	诺和锐 50	10 ~ 20 min	1 ~ 4h	14 ~ 24h	
	30% 诺和灵 R+70% 低精蛋白锌	诺和灵 30R	30 min	2 ~ 8h	24 h	
	50% 诺和灵 R+50% 低精蛋白锌	诺和灵 50R	30 min	2 ~ 8h	24 h	
	25% 优泌乐 +75% 精蛋白锌赖脯	优泌乐 25	15 min	1.5 ~ 3h	16 ~ 24h	
	30% 优泌林 R+70% 优泌林 N	优泌林 70/30	30 min	2 ~ 12h	18 ~ 24h	
	30% 甘舒霖 R+70% 精蛋白重组	甘舒霖 30R	30 min	2 ~ 8h	24 h	

209. 肾移植术后高脂血症如何处理?

肾移植术后高脂血症是指肾移植术后患者血浆总胆固醇（total cholesterol，TC）、甘油三酯（triglyceride，TG）、低密度脂蛋白（low density lipoprotein，LDL）水平过高，而高密度脂蛋白（high density lipoprotein，HDL）水平过低的情况。

肾移植术后高脂血症的危害主要在于过多的脂质会沉积在血管壁造成动脉粥样硬化，导致管腔狭窄甚至急性血栓形成，使心脏、大脑及外周动脉的供血减少或中断，最终导致动脉粥样硬化性心血管病，包括冠心病（如心绞痛，严重时出现急性心肌梗死）、缺血性脑血管病及外周动脉粥样硬化性血管病。其中，心脑血管疾病是造成肾移植患者死亡的首要原因。此外，高脂血症还会导致移植肾动脉管壁增厚、管腔狭窄甚至闭塞，是导致慢性移植肾失功的重要原因。数据显示，肾移植后血脂异常几乎难以避免，肾移植后血脂异常的发生率高达 80%。在肾移植纠正尿毒症后，高脂血症非但不能逆转，反而会加重。

（1）高脂血症的病因：肾移植术后高脂血症是多种因素共同作用的结果，其中免疫抑制药物是最重要致病原因。环孢素、糖皮质激素和西罗莫司都会增加总胆固醇和甘油三酯水平。尤其是西罗莫司对肾移植术后的血脂代谢影响较大，可显著增加血胆固醇和甘油三酯的水平，肾移植前已经有高脂血症的患者术后不宜使用西罗莫司。他克莫司与环孢素作用相似，但升高血脂效果较弱。

除免疫抑制药物因素外，其他高脂血症的危险因素包括：高龄、男性、吸烟、高脂饮食、高血压、糖尿病、肥胖、家族遗传等，这些危险因素与非器官移植人群相同。

（2）高脂血症的控制目标：肾移植后的推荐血脂控制目标值为：总胆固醇＜ 5.18 mmol/L（200 mg/dL）；甘油三酯＜ 1.70 mmol/L（150 mg/dL）。

低密度脂蛋白胆固醇，即所谓的“坏胆固醇”过高，是动脉粥样硬化性心脑血管疾病（包括冠心病、心肌梗死、缺血性脑卒中、外周动脉粥样硬化）的“致病性”危险因素，也是临床医生最关注的高脂血症指标。低密度脂蛋白胆固醇越高，动脉粥样硬化性心脑血管疾病的发病风险越高，因此低密度脂蛋白胆固醇应降得尽量低。针对不同人群，低密度脂蛋白胆固醇的目标值不同（表 17-5）。

表 17-5　动脉粥样硬化心血管病的低密度脂蛋白胆固醇控制目标

危险分度	危险因素	LDL-C 控制目标（mmol/L）
低危	无相关危险因素的中青年	< 3.0
中危	存在单一危险因素，如 40 岁以上、2 型糖尿病、高血压等	< 2.6
高危	同时有多种危险因素，如高血压、糖尿病、吸烟、肥胖等	< 1.8
极高危	如果患者存在：①确诊的冠心病，包括先前患过心肌梗死、诊断明确的稳定或不稳定性心绞痛、接受过支架或搭桥手术；②患过缺血性脑卒中或短暂性脑缺血；③外周（如双下肢）动脉粥样硬化；④冠状动脉造影或 CT 发现两支或更多冠状动脉狭窄超过 50%；⑤ 2 型糖尿病合并靶器官损害（微量白蛋白尿、视网膜病变或肾病）；⑥ 2 型糖尿病同时有其他至少三个主要危险因素	< 1.4

肾移植术后患者均属于动脉粥样硬化性心血管病的高危患者，常同时合并多种危险因素，如高血压、糖尿病、吸烟、肥胖等，建议将低密度脂蛋白胆固醇降到 1.8 mmol/L 以下。

对于动脉粥样硬化性心血管病的极高危患者，如果患者存在：①确诊的冠心病，包括先前患过心肌梗死、诊断明确的稳定或不稳定性心绞痛、接受过支架或搭桥手术；②患过缺血性卒中或短暂性脑缺血；③外周（如双下肢）动脉粥样硬化；④冠状动脉造影或 CT 发现两支或更多冠状动脉狭窄超过 50%；⑤ 2 型糖尿病合并靶器官损害（微量白蛋白尿、视网膜病变或肾病）；⑥ 2 型糖尿病同时有其他至少三个主要危险因素（如高血压、吸烟、肥胖等），建议将低密度脂蛋白胆固醇降至 1.4 mmol/L 以下。

如果经过充分降胆固醇治疗达标后，仍有冠心病或脑卒中复发，可将低密度脂蛋白胆固醇降至 1.0 mmol/L 以下。

（3）高脂血症的治疗：肾移植受者脂代谢异常的治疗目的是防止由于高脂血症引起的肾动脉病变造成移植肾功能减退和丢失，以及避免发生冠心病、脑卒中等动脉粥样硬化心血管疾病。

1）非药物治疗：对于血脂轻度升高的肾移植患者可以首先进行为期3个月的治疗性生活方式改变（therapeutic life-style change，TLC），是肾移植术后高脂血症治疗非常重要的一步。具体内容包括控制饮食和适当锻炼。无论是否采取药物治疗，都必须进行饮食控制。运动锻炼可以提高人体内高密度脂蛋白的含量，起到防治冠心病的作用。

2）药物治疗：根据作用机制不同，临床常用降脂药物主要分为五类：他汀类、贝特类、烟酸类、树脂类和胆固醇吸收抑制剂。应用降脂药物期间，要严密监测肝、肾功能及肌酸激酶情况。

①他汀类：他汀类药物可以有效地降低血胆固醇和低密度脂蛋白水平，对甘油三酯也有一定的作用，可以有效地防止或减少ASCVD，是肾移植术后高脂血症患者治疗血脂异常的首选药物。他汀类药物的降脂作用与剂量相关。肝功能损害和肌损害是他汀类药物常见的副作用，用药前和用药4 ~ 6周后应检测转氨酶和肌酸激酶。若转氨酶升高超过正常上限3倍，应减量或停药；肌酸激酶升高超过正常上限10倍，应停药。需要强调的是，肾移植患者应用他汀类药物有助于降低心血管疾病的风险，但不能降低移植肾丢失的发生率。

常用药物：阿托伐他汀（立普妥）、瑞舒伐他汀（可定）、洛伐他汀、辛伐他汀、普伐他汀。

②胆固醇吸收抑制剂：该类药物选择性抑制肠道对胆固醇的吸收，与抑制肝脏胆固醇合成的他汀类药物联合应用，可以更好地降低血浆总胆固醇水平。

常用药物：依折麦布、ω-3脂肪酸。

③ PCSK9抑制剂：PCSK9全称是“前蛋白转化酶枯草溶菌素9”，PCSK9可与肝细胞表面的低密度脂蛋白受体（LDLR）结合并诱导其降解。

PCSK9抑制剂可以与PCSK9结合，抑制循环中的PCSK9与LDLR的结合，从而阻止PCSK9介导的LDLR降解，使得LDLR可重新循环至肝细胞表面，导致能够清除血液中低密度脂蛋白的LDLR的数量增加，从而降低低密度脂蛋白胆固醇水平。

PCSK9 抑制剂是近年来研发的新型降脂药物，可单独或联合他汀类药物有效降低低密度脂蛋白胆固醇水平。

常用药物：依洛尤单抗注射液、阿利西尤单抗注射液。

④贝特类：贝特类药物可以有效地降低甘油三酯，并升高高密度脂蛋白水平。但贝特类药物也会引起心肌损害，尤其是在与他汀类药物联合应用时应特别注意。非诺贝特可以引起肌酐升高，还能降低环孢素的血药浓度。因此，仅在严重高甘油三酯血症（＞500 mg/dL）时才建议应用贝特类药物，而且优先推荐应用吉非罗齐。

常用药物：吉非罗齐、非诺贝特。

⑤烟酸类：烟酸类药物可以有效降低低密度脂蛋白胆固醇，降低甘油三酯，升高高密度脂蛋白胆固醇。但由于存在皮肤潮红、瘙痒、感觉异常等副作用，限制了其在临床中的应用。主要用于不能耐受他汀类药物的患者。

常用药物：烟酸、阿昔莫司。

⑥树脂类：该类药物属于胆汁酸结合树脂，令胆汁酸和胆固醇从粪便中排出，但会使胆固醇代偿性合成增加，且需要大剂量服用，目前已很少在器官移植患者中使用。

常用药物：考来烯胺、考来替泊。

（4）高脂血症的监测：血脂代谢异常最早可发生在移植术后 3 个月内，术后 6 ～ 9 个月达到发病最高峰。因此应从移植术前和围手术期开始监测血脂水平，移植术后的前 6 个月应每月复查；术后 7 ～ 12 个月应根据脂代谢异常程度和治疗情况每 1 ～ 3 个月复查，同时监测尿蛋白；随后每年至少检查 1 次。

210. 肾移植后高尿酸血症如何处理？

尿酸是嘌呤代谢的终产物，主要经肾脏随尿液排出，占总排出量的 70%，另 30% 经肠道及胆道由粪便排出。人体每天产生尿酸 750 ～ 800 mg，主要来源于自身细胞的分解代谢，外源性食物分解产生的尿酸仅占 20%。

尿酸生成过多或排出减少可导致高尿酸血症，肾移植后因长期应用免疫抑制剂，高尿酸血症发病率可达 40% ~ 50%。肾移植后高尿酸血症患者的移植肾肾病和移植肾失功的发病率明显升高。此外，痛风、尿酸盐肾病、尿酸性尿路结石是高尿酸血症患者已发生的由于尿酸盐沉积导致的疾病。

（1）高尿酸血症的诊断：正常嘌呤饮食状态下，非同日两次空腹血尿酸水平，成年男性＞ 420 μmol/L（7 mg/dL），女性＞ 360 μmol/L（6 mg/dL）可诊断为高尿酸血症。

（2）高尿酸血症的病因：尿酸代谢受遗传和环境因素共同影响，肾移植术后患者出现血尿酸增高的原因包括三个方面。

1）生活方式：高嘌呤饮食、饮酒（比高嘌呤饮食更危险）、缺乏运动。

2）伴发疾病：高血压、糖尿病、高脂血症。

3）药物因素：

①免疫抑制药物。影响尿酸代谢的免疫抑制剂主要有环孢素、他克莫司、糖皮质激素。其中环孢素对尿酸代谢影响最明显，有研究报道在应用以环孢素为基础的免疫抑制方案治疗的肾移植患者中高尿酸血症发病率高达 85%，而不使用环孢素的患者高尿酸血症发病率为 19% ~ 55%。

②利尿剂。大剂量应用袢利尿剂和噻嗪类利尿剂可影响尿酸排泄，引起高尿酸血症。

（3）高尿酸血症的治疗

1）非药物治疗：无症状的高尿酸血症患者大多仅需改善生活方式即可控制血尿酸水平，如低嘌呤饮食、戒烟戒酒、坚持运动和控制体重。发生痛风的患者需要积极给予药物治疗预防复发。

无症状患者合并高血压、糖尿病、高脂血症、冠心病、脑卒中、心衰或肾功能异常等心脑血管疾病危险因素时，血尿酸＞ 480 μmol/L（8 mg/dL）应给予药物治疗。无以上心脑血管危险因素的无症状患者，血尿酸＞ 540 μmol/L（9 mg/dL）应给予药物治疗。

2）药物治疗：降尿酸药物根据作用机制可分为四类：抑制尿酸生成、促进尿酸排泄、促进尿酸分解和其他具有降尿酸作用的药物。

①抑制尿酸生成的药物：该类药物通过抑制嘌呤分解代谢的关键酶，

阻断尿酸的合成，进而降低血尿酸水平，在肾移植受者中有很好的安全性和耐受性，尤其是当移植肾功能中重度受损时，应用排尿酸药物可能造成尿酸盐结石加重移植肾损害，故应选用抑制尿酸生成药物。

常用药物：别嘌醇、非布司他、托匹司他（完全通过肝脏代谢胆汁排泄，具有极高的肾脏安全性）。

②促进尿酸排泄的药物：该类药物通过抑制尿酸盐在肾小管的主动重吸收增加尿酸的排泄，进而降低血尿酸水平。应用此类药物同时需要多饮水（每日 2000 mL 以上）并注意碱化尿液（口服或静滴碳酸氢钠），否则容易出现尿路结石。

常用药物：苯溴马隆、丙磺舒。

③促进尿酸分解的药物：此类药物属于尿酸氧化酶，催化尿酸分解为水溶性更高的尿囊素，进而降低血尿酸水平。主要作为常规治疗无效患者的选择。

常用药物：拉布立酶、培戈洛酶。

④其他具有降尿酸作用的药物：此类药物包括：氯沙坦、硝苯地平、阿托伐他汀、非诺贝特、达格列净。

在临床中，可以考虑选用既有降压、降脂、降血糖作用又可以降低尿酸水平的药物。

（4）痛风急性发作的药物治疗：肾移植患者急性痛风发作时应给予抗炎镇痛治疗。尚未服降尿酸药物的患者在痛风性关节炎急性发作期禁用降尿酸药物，否则会延长急性发作过程。已在服用降尿酸药物治疗的患者可不用停药。

①糖皮质激素：糖皮质激素是治疗肾移植患者急性痛风发作的有效药物，可通过口服、静脉注射、肌内注射、关节腔内注射等多种途径给药。

②非甾体类抗炎药：非甾体类抗炎药（nonsteroid anti-inflammatory drug, NSAID）本身具有肾毒性，而且可能增加肾移植患者心血管疾病风险，不建议作为治疗肾移植患者急性痛风发作的首选，而且应避免长期或大剂量应用。

③秋水仙碱：秋水仙碱可以引起急性肾损伤，禁用于肝、肾功能不全的患者。秋水仙碱不能影响尿酸盐的生成、溶解及排泄，因为没有降低血

尿酸的作用。如果服药后出现腹痛、腹泻、恶心、呕吐等消化道不良反应，应及时停药。

211. 肾移植后高同型半胱氨酸血症如何处理？

高同型半胱氨酸血症本身无特异性临床表现，但研究发现高同型半胱氨酸血症是动脉粥样硬化的独立危险因素之一，进而导致心脑血管疾病的发生。

（1）高同型半胱氨酸血症的诊断：空腹血浆总同型半胱氨酸（Hcy）≥ 15 μmol/L 定义为高同型半胱氨酸血症。

（2）高同型半胱氨酸血症的病因：血浆中的 Hcy 浓度与叶酸、维生素 B_6 和 B_{12} 浓度呈负相关，此外还与肾功能、年龄、饮酒和药物因素有关。

（3）高同型半胱氨酸血症的治疗：叶酸、维生素 B_6 和维生素 B_{12} 分别是 Hcy 代谢途径中重要的辅酶，适当补充这 3 种维生素有助于降低 Hcy 水平。

212. 肾移植后红细胞增多症如何处理？

肾移植术后红细胞增多症（post-transplant erythrocytosis，PTE）是肾移植术后较为常见的并发症，好发于肾移植术后 2 年内，发病率为 10% ~ 15%，在男性患者及移植肾功能良好且血压偏低的患者中更为多见。

红细胞增多可导致血液黏稠度增加，出现头晕、嗜睡、血压升高等症状，并增加发生血栓栓塞性疾病的风险。

（1）红细胞增多症的诊断：连续两次测定，男性红细胞比容（hematocrit，HCT）超过 0.51 及血红蛋白（hemoglobin，HB）超过 170 g/L，女性红细胞比容超过 0.47 及血红蛋白超过 160 g/L，可诊断为红细胞增多症。

（2）红细胞增多症的病因：红细胞增多症的病因和发病机制尚不明确，考虑可能与肾移植术后原患病肾脏缺血加重，继发促红细胞生成素分泌过多有关。

（3）红细胞增多症的控制目标：治疗目标是将红细胞比容降至

45%，可以将血液黏度增加和高血容量引发的并发症控制在最低程度。

（4）红细胞增多症的治疗：①血管紧张素转化酶抑制剂。血管紧张素转化酶抑制剂可用作治疗肾移植后红细胞增多症的一线用药，小剂量应用贝那普利、依那普利治疗肾移植后红细胞增多症安全有效，自用药至起效需要 2 ～ 4 周。但应该注意干咳、高血压、肌酐升高等药物相关并发症。②放血疗法。应用 ACEI 类药物治疗无效的患者可以考虑放血疗法，每隔 2 ～ 3 天静脉放血 200 ～ 400 mL，直至红细胞比容达到目标值。该疗法可在较短时间内使红细胞比容降至正常，减轻症状，降低血栓栓塞的发生率。

213. 肾移植后骨质疏松如何处理？

骨质疏松症（osteoporosis）是以骨量减少和骨组织微结构损坏为特征，骨脆性增加，导致易发骨折的一种全身性骨病。

肾移植后骨质疏松的主要临床表现为：骨痛和骨折。骨痛以腰背痛多见，仰卧时减轻，久立后加重。四肢骨折比中轴骨折（如脊柱和肋骨）更常见，肾移植受者发生骨折的风险比正常人高 4 倍，7% ～ 10% 的肾移植患者会发生一次或多次骨折，且主要发生在术后前 3 年。因术后前 3 年内骨量流失最快，术后第 3 年以后骨密度逐渐趋于稳定。

（1）骨质疏松症的诊断：骨密度测量是诊断骨质疏松的主要依据，通过双能 X 线吸收检测法骨密度仪测定腰椎、股骨颈或全髋的骨密度（单位 g/cm^2）是目前通用的诊断骨质疏松症的标准。通过患者骨密度与健康成年人标准骨密度之间的对比，骨密度测量结果可以分为四个级别：正常、骨量减少、骨质疏松、严重骨质疏松症。

根据中华医学会骨质疏松和骨矿盐疾病分会对骨质疏松的诊断标准，以同性别同种族健康成人的峰值骨量作为参考基准，如果患者的骨量低于上述标准的 1 ～ 2.5 个标准差，诊断为“骨量减少”；低于或等于 2.5 个标准差诊断为“骨质疏松”；低于 1 ～ 2.5 个标准差并且伴有肱骨近端、骨盆或前臂远端发生的脆性骨折也可诊断“骨质疏松”；此外，出现髋部或椎体脆性骨折即可直接诊断为“骨质疏松”；骨密度降低程度符合骨质疏松症诊断标准，同时伴有一处或多处脆性骨折（指受到轻微创伤或日常生活中即发生的骨折）为重度骨质疏松。

（2）骨质疏松症的病因：肾移植本身并不会引起骨病，因肾移植术后长期服用免疫抑制剂，特别是糖皮质激素在骨质丢失中起主导作用。加上尿毒症患者在肾移植术前已存在肾性骨病，并长期存在低钙和维生素 D 摄入不足等营养不良也是导致肾移植后骨质疏松的原因。

（3）骨质疏松症的监测：肾移植术后早期每周测定血钙、血磷，直至两者水平达到稳定。此后根据骨代谢相关指标的异常情况确定血钙、血磷的监测频率。若明确诊断骨质疏松症，每年至少复查 1 次骨密度，每 3 个月复查 1 次骨代谢相关指标。

（4）骨质疏松症的治疗

1）移植前筛查：建议拟行肾移植手术的患者在术前都应进行骨质疏松症的筛查，包括骨密度、血钙、血磷、甲状旁腺素、维生素 D、Ⅰ型胶原 C 末端肽（β-CTX）和Ⅰ型前胶原 N 端前肽等骨代谢指标检查。术前筛查有助于提前预判术后发生骨质疏松症风险较高的患者，并在术后立即治疗。

2）改善生活方式：对于存在不良生活方式的患者，移植前即开始给予改善生活方式建议，如适当运动、戒烟戒酒、增加饮食中钙的摄入。需要强调的是，运动锻炼对恢复骨密度具有重要作用。锻炼应在术后 2 个月开始，持续半年以上，锻炼内容包括每周 1 天腰部伸展运动和每周 2 天上下肢运动。

3）减少糖皮质激素使用：由于糖皮质激素是造成肾移植术后患者骨质疏松的重要原因，对骨质疏松患者应尽可能减少糖皮质激素的用量和使用时间。

4）补充钙和维生素 D：补钙是骨质疏松的基础治疗，但单纯补钙不能明显改善移植术后骨质的流失，需要在补钙的基础上补充活性维生素 D。移植患者可定期监测 25- 羟维生素 D 水平，控制在 30 ng/mL 以上。推荐肾移植患者每天摄入 1000mg 钙和不少于 400 IU 的维生素 D。

5）双膦酸盐：双膦酸盐可以抑制破骨细胞的骨吸收作用，是目前防治移植术后骨质疏松最为有效的药物，治疗应在移植后立即开始。但因该药物需经肾脏排泄，对重度肾功能不全者不推荐使用。

常用药物：阿伦膦酸盐（福善美）、利塞膦酸盐（安妥良）、伊班膦酸盐、唑来膦酸盐（密固达）。

6）雌激素替代治疗：雌激素对骨骼具有保护作用，但由于雌激素具有肝肾毒性，且可能增加发生乳腺癌、心脑血管意外等疾病的风险，因此不常规用于肾移植后骨质疏松的治疗。移植前未绝经、移植后出现绝经的妇女可给予雌激素替代治疗，但需坚持定期随访和安全性检测（尤其是对于乳腺和子宫）。

214. 肾移植后甲状旁腺功能亢进如何处理？

肾移植后甲状旁腺功能亢进是指甲状旁腺分泌过多甲状旁腺激素（PTH），是肾移植前尿毒症患者严重继发性甲状旁腺功能亢进的后遗症。有 17% ~ 50% 的患者在肾移植手术成功后 1 年仍伴有甲状旁腺功能亢进，并且很难改善，这种状况称作三发性甲状旁腺功能亢进（tertiary hyperparathyroidism，3PHT）或移植后甲状旁腺功能亢进。临床主要表现为高钙血症、低磷血症、骨质疏松、反复尿路结石等，甲状旁腺功能亢进可显著增加肾功能衰竭风险。

（1）甲状旁腺功能亢进的诊断：血液甲状旁腺素测定是诊断甲状旁腺功能亢进的必须手段。

（2）甲状旁腺功能亢进的病因：肾移植前尿毒症患者因钙磷代谢紊乱均存在不同程度的甲状腺功能亢进，导致甲状旁腺增生肥大。肾移植术前透析时间越长，甲状旁腺功能亢进越严重。肾移植术后大多数患者甲状旁腺开始缩小，但如果移植肾功能欠佳、腺体过大或继发了甲状旁腺肿瘤，将影响肾移植后甲状旁腺功能亢进的恢复。

（3）甲状旁腺功能亢进的治疗

1）保守治疗：大多数高钙血症在肾移植术后 1 年内能够自行缓解，血钙浓度稳定在 2.6 ~ 3.0 mmol/L。

西那卡塞能够抑制 PTH 分泌，是治疗慢性肾脏病维持性透析患者继发性甲状旁腺功能亢进的常用药物，但西那卡塞对移植肾功能的影响还存在争议。

2）手术治疗：对于持续性高钙血症患者经保守治疗无效、血钙无法降至 3.0 mmol/L 以下者，应行甲状旁腺切除术。

出现骨质脱钙、骨痛和移植肾功能丧失时，应行甲状旁腺切除术。

术后早期严重的症状性高钙血症经保守治疗无反应时，应考虑行甲状旁腺切除术。

215. 肾移植后药物性肝损伤如何处理？

药物性肝损伤是最常见和最严重的药物不良反应之一，严重者可导致急性肝衰竭甚至死亡。

（1）药物性肝损伤的诊断

根据国际严重不良反应协会2011年定义的药物性肝损伤生化诊断标准，出现以下任一情况可诊断为药物性肝损伤：①丙氨酸氨基转移酶（ALT）≥5×参考值上限。②碱性磷酸酶（ALP）≥2×参考值上限，特别伴有5’-核酸酶或谷氨酰转移酶（GGT）升高且排除骨病引起的ALP升高。③ALT≥3×参考值上限且总胆红素（TBil）≥2×参考值上限。

（2）药物性肝损伤的病因

1）药物的直接肝毒性：肾移植术后服用的容易引起药物性肝损伤的免疫抑制药物包括：他克莫司、环孢素、霉酚酸酯类药物、咪唑立宾、西罗莫司、利妥昔单抗、环磷酰胺、硫唑嘌呤等。其中环孢素和硫唑嘌呤引起肝损伤的概率相对较高。抗真菌药、抗结核药、降脂药对肝脏有毒性作用。

2）病毒感染：各种肝炎病毒（包括乙肝病毒和丙肝病毒）、巨细胞病毒和疱疹病毒感染可以导致肝功能异常，并在此基础上加重药物性肝损害。

3）过量饮酒：过量饮酒可以增加药物性肝损伤的风险，使肝功能迅速恶化。

（3）药物性肝损伤的治疗

1）停药原则：怀疑药物性肝损伤后立即停药，约95%患者可自行痊愈，少数发展为慢性肝功能不全，极少数进展为肝衰竭。当出现以下情况之一应考虑停用肝损伤药物：①血清 ALT 或 AST ＞ 8× 参考值上限。② ALT 或 AST ＞ 5× 参考值上限，持续 2 周。③ ALT 或 AST ＞ 3× 参考值上限，且 TBil ＞ 2× 参考值上限或 INR ＞ 1.5。④ ALT 或 AST ＞ 3× 参考值上限，伴逐渐加重的疲劳、恶心、呕吐、右上腹疼痛或压痛、发热、皮疹和（或）嗜酸性粒细胞增多（＞ 5%）。

2）药物治疗：①抗炎类保肝药。此类药物有类激素样作用，具有抗炎、保护肝细胞膜、解毒作用。常用药物：复方甘草酸苷、复方甘草酸单铵、甘草酸二铵、异甘草酸镁。②肝细胞膜修复保护剂。此类药物以完整分子形式渗入肝细胞膜内，对已破坏的肝细胞膜进行修复。常用药物：多烯磷脂酰胆碱。③解毒类保肝药。此类药物可以增强肝脏的氧化、还原、水解等化学反应解毒功能，将有毒物质通过尿液或胆汁排出体外。常用药物：葡醛内酯、还原型谷胱甘肽、硫普罗宁、乙酰半胱氨酸注射液。④抗氧化类保肝药。此类药物具有显著的降低血清转氨酶活性的作用，减轻肝损伤，改善多项肝功能指标。常用药物：双环醇、联苯双酯、水飞蓟宾。⑤利胆类保肝药。此类药物能促进胆汁分泌，减轻胆汁淤积。常用药物：熊脱氧胆酸、腺苷蛋氨酸、茴三硫。

轻症药物性肝炎患者的治疗以抗炎类（如异甘草酸镁）和利胆药（如熊脱氧胆酸）为主。单一药物无法控制时，应选用不同机制的保肝药联合治疗。可加用解毒类药物（如还原型谷胱甘肽），减轻药物毒性，促进药物排除。重症患者须应用 N- 乙酰半胱氨酸，N- 乙酰半胱氨酸可清除多种自由基，临床越早应用越好。

216. 肾移植后恶性肿瘤如何处理？

肾移植术后新发肿瘤的发病率为 0.78% ～ 1.43%，肾移植后患者恶性肿瘤的发生率比普通人群高 3 ～ 5 倍，是影响肾移植患者存活时间的重要因素。肾移植术后比较常见的恶性肿瘤包括皮肤癌、移植后淋巴组织增生性疾病（post-transplantation lymphopoietic disease，PTLD）、卡波西肉瘤、宫颈癌、肾癌、尿路上皮癌、肝胆癌、胃肠道恶性肿瘤、外阴及会阴癌。

肾移植术后肿瘤的种类在不同国家和地区之间存在显著差异。欧洲以皮肤癌最常见，北美以皮肤癌和淋巴瘤最常见，日本和韩国以肾癌和胃肠道肿瘤最多见。我国报道的肾移植术后肿瘤以泌尿系肿瘤最多见，占52.9%，其次为消化道肿瘤，占20.5%。

（1）肾移植术后发生肿瘤的危险因素

1）免疫抑制：肾移植术后肿瘤的发生与服用免疫抑制剂密切相关，机体对肿瘤的免疫监视机制被破坏，增加了恶性肿瘤的发生风险。

2）病毒感染：肾移植术后患者由于受到免疫抑制，更易遭受病毒感染。一些特定病毒的感染是某些肿瘤的明确致病原因。如EB病毒感染易诱发PTLD，乙肝病毒或丙肝病毒感染易诱发肝细胞癌，人类乳头瘤病毒（HPV）感染易诱发皮肤癌、女性宫颈癌和外阴肛门肿瘤。人类疱疹病毒8（HHV-8）感染与卡波西肉瘤和淋巴瘤有关。

3）其他因素：术前肿瘤病史、肿瘤家族史、含马兜铃酸类中药服用史、高龄、吸烟、阳光照射等也是肾移植术后发生肿瘤的危险因素。

（2）肾移植术后恶性肿瘤的治疗原则

1）对于实体肿瘤，应尽早实施根治性肿瘤切除术。非手术治疗用于手术后的序贯治疗或转移性肿瘤的治疗，以及不能耐受手术患者的治疗。

2）减少或停用免疫抑制剂，增强患者的抗肿瘤免疫力，尤其是对于非实体肿瘤。如霍奇金淋巴瘤和卡波西肉瘤的患者减低免疫抑制药物的治疗效果已得到公认。

3）西罗莫司除免疫抑制作用外，还具有特殊的抗肿瘤和抗病毒活性。西罗莫司可以替代钙调神经磷酸酶抑制剂，减低肾移植术后肿瘤患者停用CNI类药物后发生排斥反应的风险。

4）减少、停用或更换免疫抑制剂后需要对移植肾功能进行密切监测，早期发现排斥反应。在某些必要情况下，可考虑切除移植肾。

217. 慢性移植物肾病如何处理?

慢性移植物肾病（chronic allograft nephropathy，CAN）是指肾移植术后出现的一组肾功能进行性减退，同时伴有进行性蛋白尿增多、逐渐恶化的高血压的综合征。组织病理学表现为移植肾小球硬化、肾小管萎缩、肾间质纤维化以及各级肾血管纤维性增厚和管腔狭窄。CAN 是移植肾远期失功最重要的原因之一。

（1）慢性移植物肾病的病因

1）免疫源性因素：包括供、受者 HLA 匹配程度、排斥反应、缺血再灌注损伤等。

2）非免疫源性因素：包括供肾损伤、免疫抑制药物（环孢素、他克莫司）、病毒感染（CMV、BKV）、肾移植后内科并发症（高血压、高脂血症等）。

（2）慢性移植物肾病的治疗：CAN 的治疗主要针对不同病因进行干预，包括免疫干预治疗和非免疫干预治疗。

1）免疫干预治疗：包括尽量减少 HLA 错配；尽量缩短冷 / 热缺血时间；预防排斥反应，一旦发生急性排斥反应力求完全逆转；程序性活检，以及尽早发现亚临床和慢性排斥反应。

2）非免疫干预治疗：包括尽量避免边缘供肾；采用低 CNI 类药物剂量的低肾毒性免疫抑制方案，或以西罗莫司为基础的无肾毒性免疫抑制方案；预防和治疗 CMV 或 BKV 病毒感染；预防和治疗肾移植后高血压、高脂血症等内科并发症。

218. 容易在移植肾复发的肾脏原发病有哪些？

局灶性节段性肾小球硬化，膜增生性肾小球肾炎，IgA 肾病，过敏性紫癜肾炎，溶血尿毒综合征，狼疮性肾炎，胱氨酸病。

219. 移植肾丢失的主要原因有哪些？

肾移植术后早期手术并发症和急性排斥反应是移植肾丢失的最主要原因。其次，慢性移植物肾病以及肾小球肾炎等肾脏原发疾病，使得移植肾丢失的发生率随着时间的延长而升高。

此外，移植肾带功能的受者死亡也是移植肾丢失的一个重要原因，特别是老年肾移植患者。肾移植受者死亡原因主要包括心脑血管疾病、重症感染和恶性肿瘤等，长期服用免疫抑制剂会大大增加罹患上述疾病的风险。

220. 什么情况下需要将移植肾切除？

是否切除移植肾需要根据患者全身情况进行详细评估，综合权衡手术的风险和收益。如果移植肾失功后出现“肾自截”（血管栓塞、肾实质钙化），则无须切除。但如果出现以下情形建议将移植肾切除：

（1）移植肾失功后，移植肾区肿胀疼痛，持续发热不退，或发生感染、破裂出血等情况，则需要将移植肾切除。

（2）超急性排斥反应、术后早期移植肾破裂出血严重且手术无法修补，均应该及时切除移植肾。

移植肾切除前应尽早恢复透析治疗，除糖皮质激素需要逐渐减量至停药外，其他免疫抑制药物可立即停药。

221. 肾移植术后血或者尿内发现 BK 病毒阳性，问题严重吗？怎么办？

BK 病毒是人类尿路上皮中定植的病毒。免疫力正常的人不会发病。免疫抑制状态下，BK 病毒容易启动复制，大量增殖，如果不加以控制可能慢慢从 BK 病毒尿症发展为 BK 病毒血症，进而发展为 BK 病毒肾病。最严重可以导致移植肾失功。

目前人类已知的抗病毒药物，几乎对 BK 病毒都无效。所以，只能通过适当下调免疫抑制剂的量，恢复一些自己的免疫力，去抑制 BK 病毒的增殖。当然，下调免疫抑制剂，又会面临排斥的风险增加。所以，免疫抑制剂的调整，必须在移植医生的指导下进行，摸索出每名患者最恰当的平衡状态，切忌自行调药。

免疫抑制剂调整的难度在于：目前无论是细胞生物学还是免疫学，都还不能定量检测细胞的免疫应答反应，大多数的研究成果都停留在定性的程度。所以，只能根据浓度、剂量、体重等指标推测免疫抑制剂的用量。

既然做不到精准调节，就只能勤查，结合“定性结果＋趋势判断”做免疫抑制剂的个体化调整。

那么具体到患者本人应该怎么配合呢？

要知道，对肾移植患者来说，获得性免疫应答基本上是没有了，那么个体对病原的抵抗力完全靠先天性免疫应答。所以对 BK 病毒感染的患者来讲，能够依赖的也只有先天性免疫。

先天性免疫状态也是波动的，受到营养、体重、睡眠、运动、心情等很多因素影响。所以，患者可以通过加强营养、适当运动（每天 8000 步左右）、放松心情、好好睡觉等方式，提高一些先天性免疫力以抵抗病毒感染。

222. 肾移植术后巨细胞病毒感染有什么危害？怎么办？

CMV 是疱疹病毒家族成员，以人类为宿主，具有能引发核周和细胞质包涵体产生和细胞肿胀（巨细胞）的特性，并因而得名。正常人感染巨细胞病毒常为无症状的隐性感染，肾移植术后因机体免疫力低下，巨细胞病毒感染容易对机体造成影响，包括发热、乏力、关节肌肉酸痛、白细胞减少甚至造成侵袭性 CMV 病（如肺炎、肝炎、胰腺炎、胃肠道病等）。而且 CMV 感染增加了细菌、真菌及其他机会性感染的发生率，还可能诱发排斥反应。

肾移植术后 CMV 感染最常发生于术后免疫抑制力度最强的前 1 ~ 3 个月。常用的抗 CMV 的药物为更昔洛韦、缬更昔洛韦。对于肾移植术后 CMV 感染基本上采取普遍预防和抢先治疗相结合的方式。普遍预防是指在肾移植后 14 天即开始对 CMV 感染的高危受者给予预防性药物治疗，一般持续 3 个月左右。抢先治疗是指在检测到 CMV 感染后、在患者出现症状之前即开始治疗。

第十八章

肾移植术后新冠感染等其他问题

223. 肾移植术后可以重返工作岗位吗？

肾移植术后肾功能恢复正常，而且无并发症的受者，在术后半年至一年可重返工作岗位或参加轻体力家务劳动。根据身体情况选择适合自己的工作岗位，注意避免重体力劳动和不洁净的工作环境。同时注意保证充足的休息时间，如每天午睡十分重要。过度疲劳可能影响肝肾功能，也容易诱发排斥或感染。

224. 肾移植术后可以养宠物吗？

肾移植术后不建议在家中饲养宠物。如果意愿十分强烈，建议饲养一些水生动物，如鱼类、乌龟等。

在肾移植术后康复过程中，由于需要尽量减少外出和与他人接触，患者可能会感到寂寞，此时饲养宠物不失为一种排解寂寞、调节心理的方式，有助于提高生活质量。但由于动物本身可能携带多种病毒、细菌、寄生虫，这些病原体对健康人而言可能没有危险，但会增加肾移植患者感染的风险，如猫是弓形虫的携带者、鸟类是葡萄球菌的携带者。比较而言，水生动物如鱼类携带的病原体对人类的危害较小，传染给人的机会也不大。

如果有需要接触宠物的情况，请尽量戴好手套和口罩，不要让宠物舔自己的手或脸颊，绝对不要接触它们的粪便，保持宠物用品的清洁，并让宠物用品远离自己的物品。

225. 关于肾移植术后疫苗接种的问题?

疫苗如今已经成为预防特定感染的常规手段，其原理是将病原微生物（如细菌、病毒等）及其代谢产物，经过人工减毒、灭活或利用转基因技术等方法制成制剂。疫苗保留了病原体对人体免疫系统的刺激作用，但不具强烈的致病作用。在人体接种疫苗后，免疫系统会产生一系列免疫应答，产生抗体等免疫活性物质，同时对该病原体产生记忆。当人体再次接触到相同病原体时，人体的免疫系统就会依循其原有的记忆迅速被激活，制造更多的抗体等免疫物质以快速清除病原体。

对于肾移植术后患者而言，由于长期服用免疫抑制剂，患者的免疫功能被人为抑制，如果接种疫苗可能面临两个问题：一是肾移植术后患者因免疫功能低下不足以产生足够的免疫应答，导致疫苗无效；二是个别种类的疫苗本身仍保有一部分致病力，接种此类疫苗的肾移植患者有直接感染相应病原体的风险。

那么肾移植术后患者接种疫苗到底是不是安全、有效呢?

（1）疫苗的分类：根据疫苗制作工艺的发展及出现的时间顺序，可分为以下几类。

1）第一代疫苗：减毒活疫苗和灭活疫苗。

减毒活疫苗是人类最早开发的疫苗，其本质为致病力较低的活病毒，是高传染性高致病性的病毒通过实验室不断培养选育出的因自身突变导致的致病力极低甚至不致病的病毒株，进而制成减毒活疫苗。如免疫学之父英国医生爱德华·詹纳发现接种牛痘提取物（包含活的牛痘病毒）可以成功预防天花。再比如我国长期使用的脊髓灰质炎糖丸疫苗也是一种减毒活疫苗。

减毒活疫苗的优点：由于是活疫苗，接种后能直接且持续地刺激机体产生免疫应答，免疫效果较好，作用时间长，而且制作工艺简单。

减毒活疫苗的缺点：毒力减弱的病原体可能再次发生变异恢复强大的致病力。如脊髓灰质炎疫苗就曾经出现过类似现象，造成接种儿童患病。而且保存条件要求全程冷链运输，以避免活疫苗在运输过程中死亡。

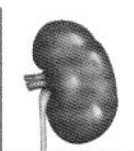

灭活疫苗可以理解为病毒的尸体。这类疫苗只含有病毒的蛋白质外壳，不具有病毒的遗传物质，既可以诱导人体发生免疫应答，又无法造成人体感染。如我国长期使用的流感裂解疫苗就是灭活疫苗。

灭活疫苗的优点：比减毒疫苗更加安全，没有致病的风险。

灭活疫苗的缺点：免疫时效性差，产生抗体保护时间短，因此需要多次接种（基础 + 强化），一般每 3 ~ 5 年需要再接种一次。

2）第二代疫苗：亚单位疫苗和基因重组疫苗。

亚单位疫苗是将病原体的特殊蛋白质结构提取出来，然后将蛋白质进一步水解，筛选出具有免疫原活性的多肽片段制成的疫苗。是由病原体免疫原所在组分制成的疫苗，因此也叫组分疫苗。

基因重组疫苗是利用基因重组技术将引导合成病原体蛋白质的基因片段植入工具细胞中（大肠埃希菌、酵母菌等），令工具细胞海量生产病原体蛋白质，然后将这些蛋白质分离纯化，即得到基因重组疫苗。利用基因重组技术结合发酵技术可以快速批量生产疫苗，成本比亚单位疫苗更低。

3）第三代疫苗：重组病毒载体疫苗和核酸疫苗。

重组病毒载体疫苗是一种综合了减毒活疫苗和亚单位疫苗两者优势的疫苗。首先将目标病原体诱导人体产生免疫应答的组分（亚单位）嫁接到已知的没有致病性或者致病性极低的病毒（如腺病毒）身上，然后利用载体病毒携带相应组分进入人体诱导产生免疫应答。如我国自主研发的重组埃博拉病毒疫苗。

然而，重组病毒载体疫苗仍属于活病毒，一方面仍存在极低的致病力，另一方面对储存运输有较高要求。

核酸疫苗包括 DNA 疫苗和 mRNA 疫苗两种，原理是将编码目标抗原蛋白质的病毒基因片段（DNA 或 mRNA）直接导入人体细胞，通过人体细胞的蛋白质合成系统产生抗原蛋白，诱导人体产生相应的免疫应答。两者的区别在于 DNA 需要首先转录成 mRNA 再合成蛋白质，而 mRNA 则可以直接合成蛋白质。缺点在于制作工艺更加复杂，制作周期也更长，而且由于核酸很容易降解失效，核酸疫苗的储存运输条件也最为苛刻，如 mRNA 疫苗需要 −70℃ 的低温才能长期保存。

需要强调的是，以上提到的各种疫苗仅存在制作工艺上的区别，在作用原理上没有本质差别，其最终目的都是通过提前接种来诱导人体产生特异性的免疫应答，并不能说第三代疫苗就会优于第一代。

（2）肾移植术后患者接种疫苗的安全性和有效性：在安全性方面，由于长期使用免疫抑制剂，肾移植术后患者对外来病原体的清除能力降低。接种活疫苗非但不能达到预防的目的，还有可能诱发感染。因此，肾移植术后患者接种疫苗应禁止使用活疫苗（减毒活疫苗、重组病毒载体疫苗）。灭活疫苗、亚单位疫苗、基因重组疫苗、核酸疫苗是合理的选择。尚无足够的证据表明疫苗接种与排斥反应的发生有关。

在有效性方面，同样由于肾移植术后患者使用免疫抑制剂的缘故，使免疫系统对疫苗的免疫应答能力减弱，表现为接种疫苗后抗体滴度、血清转阳率低于普通人群。

（3）疫苗接种的时机：疫苗接种的时机与疫苗接种的安全性和有效性密切相关。建议计划行肾移植手术的患者在术前即完成所需疫苗的接种，接种灭活疫苗与移植间隔时间不少于 2 周，接种减毒活疫苗与移植间隔时间不少于 4 周（表 18-1）。

肾移植术后早期是移植物失功和排斥反应的高发期，术后早期免疫抑制剂用量较高，对疫苗的反应性下降。术后 6 个月患者免疫抑制基础水平和免疫抑制剂剂量一般可达到稳定。为了保证患者的安全，并增加疫苗的有效性，如果移植后需要接种新的疫苗或补种未完成接种计划的疫苗，建议将接种或补种时间安排在移植术后 6 个月以后。

表 18-1　成人肾移植患者的疫苗接种

疫苗	疫苗类型	移植前	移植后	监测滴度
流感病毒	灭活疫苗	推荐	推荐	不必
流感病毒	减毒活疫苗	不推荐	不推荐	不必
乙型肝炎	灭活疫苗	推荐	推荐	推荐
甲型肝炎	灭活疫苗	推荐	推荐	推荐
破伤风	灭活疫苗	推荐	推荐	不必
百日咳	灭活疫苗	推荐	推荐	不必
脊髓灰质炎	灭活疫苗	推荐	推荐	不必

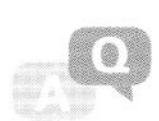

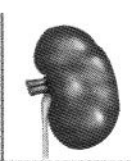

续表

疫苗	疫苗类型	移植前	移植后	监测滴度
B 型流感嗜血杆菌	灭活疫苗	推荐	推荐	推荐
肺炎	灭活疫苗	推荐	推荐	需要
狂犬病	灭活疫苗	推荐	推荐	推荐
人类乳头瘤病毒	灭活疫苗	推荐	推荐	不必
麻疹腮腺炎风疹	减毒活疫苗	推荐	不推荐	不必
水痘	减毒活疫苗	推荐	不推荐	不必
卡介苗	减毒活疫苗	推荐	不推荐	不必
炭疽热	灭活疫苗	不推荐	不推荐	不必

226. 肾移植术后接种新冠疫苗的效果如何?

据国外文献报道，接种第一剂疫苗后，器官移植患者的应答率仅为正常人群的 6%，接种第二剂疫苗后，虽然应答率显著提高，但应答率也只有正常人群的 39%，因此新冠疫苗对器官移植受者的保护作用更弱。但相关临床研究仍显示，接种疫苗可有效降低器官移植受者感染新冠后的住院率、重症率、死亡率。未接种疫苗患者住院率、重症率、病死率分别为 56%、25%、25%，接种两剂疫苗患者的住院率、重症率、病死率分别为 37%、15%、7%，接种三剂或以上疫苗患者的住院率、重症率、病死率分别为 27%、3%、3%。需要强调的是，该研究所接种的均为 mRNA 疫苗。美国 FDA 推荐实体器官移植术后 12 年以上或 50 岁以上人群，继续接种第 4 剂疫苗。

与国外大规模接种 mRNA 疫苗不同，国内所接种新冠疫苗几乎均为灭活疫苗（表 18-2）。关于肾移植患者接种灭活疫苗的效果尚存在争议，有研究称接种灭活疫苗有助于降低肾移植受者感染 COVID-19 的死亡率。也有研究显示，接种两剂次灭活疫苗并不降低肾移植受者感染新冠的死亡率，但是可以降低住院率。

根据笔者在 2022 年 12 月 4 日至 2023 年 1 月 31 日，对 232 名肾移植受者的新冠病毒感染临床诊治情况的观察，是否接种，以及接种一剂次、两剂次或三剂次新冠灭活疫苗，对预防新冠感染，以及预防重症感染，均没有显著效果。但是，本组研究病例数有限，尤其是完整接种 3 针疫苗的病例数更少，仍需要更大样本量的临床研究来得出更加可信的结论。

表 18-2　国内批准上市的新冠疫苗

生产厂商	疫苗种类
国药集团中国生物北京生物制品研究所有限责任公司	灭活疫苗
武汉生物制品研究所有限责任公司	灭活疫苗
北京科兴中维生物技术有限公司	灭活疫苗
康希诺生物股份公司	腺病毒载体疫苗
安徽智飞龙科马生物制药有限公司	重组亚单位疫苗

227. 肾移植受者怎么减少新冠感染风险呢?

2022 年 12 月初中国疫情防控政策调整后，全国快速经历了第一波新冠病毒感染。此次传播的病毒已经从原始毒株进化为 Omicron 毒株。根据香港大学的建模预测，2023 年 1 月 31 日北京疫情高峰时的感染比例将达到 92.3%。但是国内的很多肾移植受者在疫情严重时期主动选择了采取严格的个人防护措施，如严格居家、自我隔离和物品消毒等。根据笔者在 2022 年 12 月 4 日至 2023 年 1 月 31 日，对 232 名肾移植受者的新冠病毒感染临床诊治情况的观察，肾移植受者感染的比例为 78%，低于建模预测的北京一般人群的感染率。这说明，肾移植受者仍然可以通过严格的个人防护措施，降低感染的风险。

国内疫情防控政策的取消，的确对肾移植受者等免疫力低下人群是不利的。①容易感染；②感染后容易发展为肺炎；③感染后不能获得持久保护力，短时间内容易反复感染。因此，肾移植受者不能抱着“躺平”心态，像普通人群那样彻底放开；而是要尽量遵循国家卫生部门和相关机构的建议，戴口罩、勤洗手、不聚集等，加强防护，保护自己，尽量避免反复感染。

228. 肾移植受者感染了新冠，怎么办？

对于普通人，尤其是接种过新冠疫苗的人群，一般来说新冠病毒感染1周左右，身体的获得性免疫力（T、B淋巴细胞）就逐渐将病毒清除了。因此，普通人接种新冠疫苗，可能预防不了新冠感染（病毒变异太快），但是对于预防感染向肺炎和重症发展有效，其死亡率大约为4/万。

但是对于肾移植受者这一特殊人群，则完全不一样。肾移植受者的获得性免疫力（T、B淋巴细胞）理论上都被抑制了，因此病毒感染后，光凭一点先天性免疫力（吞噬细胞）无法清除病毒。病毒阳性可以迁延数周甚至更长时间，在这过程中，如果没有抗病毒治疗，可能有3种转归。

（1）体质好的，譬如年轻、体格壮、体重大，这种人的先天性免疫力比较强，花上几周时间，最终还是把病毒清除了，可能这个过程一直有各种不舒服，但是最终能扛过去。

（2）体质差的，譬如老年人，或者尿毒症时间长，有糖尿病、高血压、冠心病等合并症，这种人的先天性免疫力很弱，因此会有两个特点：①感染后早期不发热，其实这是免疫系统太弱，没什么免疫应答的表现。②早期症状不重，反而掩盖了病程的进展，病毒持续复制、攻击靶器官，可能1周多的时间突然发现精神、体力越来越差，胸闷、憋气逐渐加重，一查肺部CT才发现，已经潜入发展为肺炎。这种患者如果处理不及时、不得当，死亡率很高。

（3）介于上述两种之间。Omicron的感染，与患者免疫系统清除感染的能力，形成了一种僵持，病毒无法清除，但是也无法快速发展为重度肺炎、呼吸衰竭。这种病毒在体内的持续复制、在肺等靶器官此起彼伏地感染，会逐渐引起患者产生精神差、乏力、食欲差、头痛、耳鸣、胸背疼痛等一系列症状。下一步转归，就不好说了，可能拖一拖，最后变成了第一种，扛过去了。也可能拖一拖，耗成了第二种，一发现就是重症肺炎。

因此，根据笔者2022年12月初以来，对数百例新冠感染肾移植受者的诊治经验，目前的初步经验是：肾移植受者感染新冠，如果不使用抗RNA病毒治疗，重型率大约15%。在轻/中型阶段使用抗RNA病毒治疗可以有效阻断新冠感染的肾移植受者进展为重型。这对于无法通过接种新冠疫苗降低重症率的肾移植受者来说，是极其重要的诊疗思路，即“预防不如早治”。这与国内普通人群目前采取的“接种疫苗预防重症”的诊疗思路是完全不同的。当然，具体选择哪种抗病毒药物，药物剂量和疗程等问题，需要在移植医生的指导下进行。

229. 肾移植受者感染新冠，可以选择什么抗病毒药物？

根据医学权威杂志《新英格兰医学杂志》（NEJM）上发表的论文，对于新冠病毒有确切效果的抗病毒药物有 3 种，其中口服的抗 RNA 病毒药物有两种，分别是 Paxlovid（奈玛特韦 / 利托那韦）（NJEM 2022；386：1397-1408），以及 Molnupiriavir（NJEM 2022；386：509-520）；静脉用的抗 RNA 病毒药物有一种，即 Remdesivir（NJEM 2022；386：305-315）。

上述 3 种抗病毒药物中，疗效最好的是辉瑞公司生产的 Paxlovid。已有国外研究证实，Paxlovid 在治疗肾移植受者新冠感染方面安全、有效。肾移植受者在用药前 12 小时停用了他克莫司，用药期间监测血药浓度。在用药第 0 天和第 7 天的血肌酐无差别，而 COVID-19 病毒载量明显减少，无死亡和病毒性肺炎出现。另外的研究也显示，接受抗病毒治疗的患者无死亡，而未接受治疗的患者死亡率为 6%。最近的一项国内研究显示，Paxlovid 较阿兹夫定对新冠病毒具有更强的抗病毒作用。

肾移植受者使用Paxlovid有一些特殊注意事项，笔者有一些经验供参考：

（1）根据 GFR 调整药量：① GFR ≥ 60 mL/min 的患者，不管是器官移植患者新冠感染入院治疗药物的使用建议，还是新型冠状病毒感染者抗新冠治疗专家共识，还是笔者经验，均服足量 Paxlovid，奈玛特韦 300 mg+ 利托那韦 100 mg，1 次 /12 小时。② GFR 30 ～ 59mL/min 的患者，器官移植患者新冠感染入院治疗药物的使用建议和新型冠状病毒感染者抗新冠治疗专家共识，推荐服用半量奈玛特韦 + 足量利托那韦，即奈玛特韦 150 mg+ 利托那韦 100 mg，1 次 /12 小时。笔者曾给予患者奈玛特韦和利托那韦均服用半量，奈玛特韦 150 mg+ 利托那韦 50 mg，1 次 /12 小时，也有不错的效果。③严重肾损害甚至透析，新型冠状病毒感染者抗新

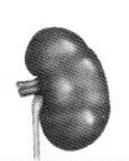

冠治疗专家共识不推荐服用 Paxlovid。对于 GFR ≤ 30 mL/min，不需透析患者，器官移植患者新冠感染入院治疗药物的使用建议推荐第 1 天奈玛特韦 300 mg+ 利托那韦 100 mg，1 次 / 天，此后奈玛特韦 150 mg+ 利托那韦 100 mg，1 次 / 天。对于需要透析患者，器官移植患者新冠感染入院治疗药物的使用建议推荐第 1 天奈玛特韦 300 mg+ 利托那韦 100 mg，1 次 / 天，此后奈玛特韦 150 mg+ 利托那韦 100 mg，1 次 / 天，透析后给药。严重肾损害甚至透析的患者，笔者曾予服足量 Paxlovid 的 1/4，奈玛特韦 150 mg+ 利托那韦 50 mg，1 次 / 早。

（2）疗程：Paxlovid 说明书上的 5 天疗程，其临床设计的治疗终点并不是微生物转阴，而是预防危重症。因此，对于肾移植受者，Paxlovid 的治疗终点应该是核酸转阴或者临床症状明显好转且稳定（体温正常超过 3 天，呼吸道症状明显好转）和影像学显示急性渗出性病变改善。但是这个药物长期使用是有较强毒副作用的，尤其是心功能偏差的患者，可能诱发心衰、房颤或者明显的心动过缓，同时还可能表现出肝、肾、消化道等副作用，当出现上述严重副作用时，是 Paxlovid 的紧急叫停节点。

（3）免疫抑制剂调整：因为 Paxlovid 会大幅度提升 CNI 类药物和 mTOR 抑制剂药物的浓度，所以建议在服用 Paxlovid 期间暂停上述药物。同时推荐在用药期间监测 CNI 类药物和 mTOR 抑制剂血药浓度，在治疗期间 CNI 类药物或者 mTOR 抑制剂浓度过低时，可以根据患者情况“点服式”服用他克莫司或者西罗莫司，即临时服用上述药物最低剂量 1 粒；在轻型或者中型新冠肺炎，可以减少霉酚酸至原来的 1/2 或者 1/3，而在重型和危重型新冠肺炎时，则停服霉酚酸。可以把激素改为 15 ~ 20 mg 口服，1 次 / 天，更多的是，20 或者 40 mg 甲泼尼龙静滴 1 次 / 天，起到一定的抗炎、减轻渗出和抗排异作用。

（4）核酸转阴以后的调药方案：① Paxlovid 停服以后，不要着急马上足剂量恢复他克莫司。有条件的，每日监测他克莫司浓度，酌情慢慢加量。没条件勤查浓度的，可以在 3 天内，慢慢地把他克莫司加回到原剂量。醋酸泼尼松片目前是 20 mg，1 次 / 天。每 3 天减 5 mg，6 天后恢复 10 mg，1 次 / 天，后以 5 mg 或者 10 mg，1 次 / 天，继续长期服用。②恢复免疫抑制剂后，由于个体差异大，浓度、肌酐等指标有些起伏很正常，勤查就好，隔两天就抽血复查全套。复查他克莫司血药浓度可能并不低，因为 Paxlovid 会影响他克莫司代谢。③定期注意监测凝血六项，尤其是 D- 二聚体。因为新冠会引起血管内皮炎症，增加血栓风险，警惕血栓相关疾病。

此外，国产药物还有阿兹夫定。2022 年 7 月 25 日，阿兹夫定获得国家药监局应急附条件批准新增适应证，用于治疗普通型新型冠状病毒感染（COVID-19）成年患者，成为首个获批的国产抗新冠口服药。8 月 9 日，医政医管局发布通告，阿兹夫定片正式纳入新型冠状病毒肺炎诊疗方案（第九版），并进入医保结算。

阿兹夫定原是一种抗艾滋病药物。2021 年 7 月 20 日，阿兹夫定作为抗艾滋病药物获批上市，是全球首个双靶点的抗艾滋病创新药，并被纳入 2021 年版《中国艾滋病诊疗指南》。作为一种 RNA 聚合酶抑制剂，阿兹夫定理论上对新冠病毒的复制有抑制作用，从而达到治疗新冠病毒感染的作用。而在临床实际应用中，根据笔者的初步观察，疗效不错。2022 年 12 月 4 日至 2023 年 1 月 31 日，笔者观察了 181 例感染新冠病毒的肾移植受者，在轻 / 中型阶段有 28 人使用了抗 RNA 病毒药物，其中使用 Paxlovid 的 18 人、阿兹夫定的 10 人，均未继续进展为重型。

阿兹夫定的用法为：空腹整片吞服，推荐每次 5 mg（5 片），每日一次。每瓶可连续服用 7 天，疗程最多不超过 14 天。服用期间不用停他克莫司。

阿兹夫定的注意事项包括：不建议在妊娠期和哺乳期使用；在阿兹夫定治疗期间及末次给药后 4 天内采取有效的避孕措施；尚未在儿童患者中进行研究，不建议使用；中重度肝、肾功能损伤，曾患胰腺炎的患者慎用；阿兹夫定片为新冠治疗用药，不适用于预防。

230. 肾移植术后患者可能出现哪些变化?

（1）体重增加：很多肾移植患者术后都会出现体重增加，大都与肾功能恢复后营养状况的改善以及免疫抑制剂的副作用有关。正常范围内的体重增长无须担忧，但一旦进展为肥胖不但会影响患者容貌、打击患者信心，还可能引发一系列代谢类疾病，如糖尿病、高血压、高脂血症、高尿酸血症等，严重影响移植肾的存活年限。“控制能量摄入 + 进行体育锻炼”

是控制体重的最好办法。

（2）满月脸：满月脸表现为面部圆润、水肿，双颊及上唇突出，锁骨上窝饱满。是长期应用糖皮质激素导致体内脂肪重新分布而出现的副作用。在激素用量逐渐减少后多可自行消退。

（3）痤疮：糖皮质激素可以引起痤疮，有时会对术后患者造成很大困扰，面部痤疮不但影响容貌美观，而且容易继发感染。一般情况下保持皮肤清洁痤疮往往能自行消退。严重痤疮需要口服或外用维A酸药物治疗。

发生于颜面部三角区的痤疮绝对禁止挤压，即从鼻根到两口角的三角形区域。此区域面部静脉无静脉瓣，挤压可使静脉内血液反流进入颅内，一旦病菌进入颅内可导致颅内感染。颅内感染往往十分严重，甚至危及生命。

（4）毛发增多：颜面部、颈部、手臂或身体其他部位毛发生长过多是环孢素的副作用之一，可表现为汗毛重、眉毛粗。如果毛发增多严重影响患者生活，可调整为不含环孢素的免疫抑制方案。

（5）牙龈增生：牙龈增生是环孢素的药物副作用之一，长期服用环孢素的一部分患者可能会出现牙龈增生，导致面部容貌呈“龅牙”样改变。严重的牙龈增生可将牙齿完全包裹起来，甚至无法刷牙。保持口腔清洁对这类患者尤为重要。而通过调整免疫抑制治疗方案也可以改善这一状况。

总之，容貌改变是影响患者依从性的一个重要因素，尤其是女性患者容易因容貌改变引起情感压力导致抗拒服药。停用以环孢素为基础的免疫抑制方案，更换为他克莫司可以改善这些不良反应，但他克莫司可引起血糖升高，有糖尿病家族史的患者不适合应用。

231. 肾移植术后个人卫生要注意什么?

（1）勤洗手：病从口入，源头在手。感染是肾移植术后患者最常见的并发症之一，严重者可危及患者生命，据统计50%以上的肾移植患者术后罹患过活动性感染。实践证明，洗手是最简单、最廉价、最易行、最有效的降低感染发生率的措施。正确的洗手方法如图18-1所示。

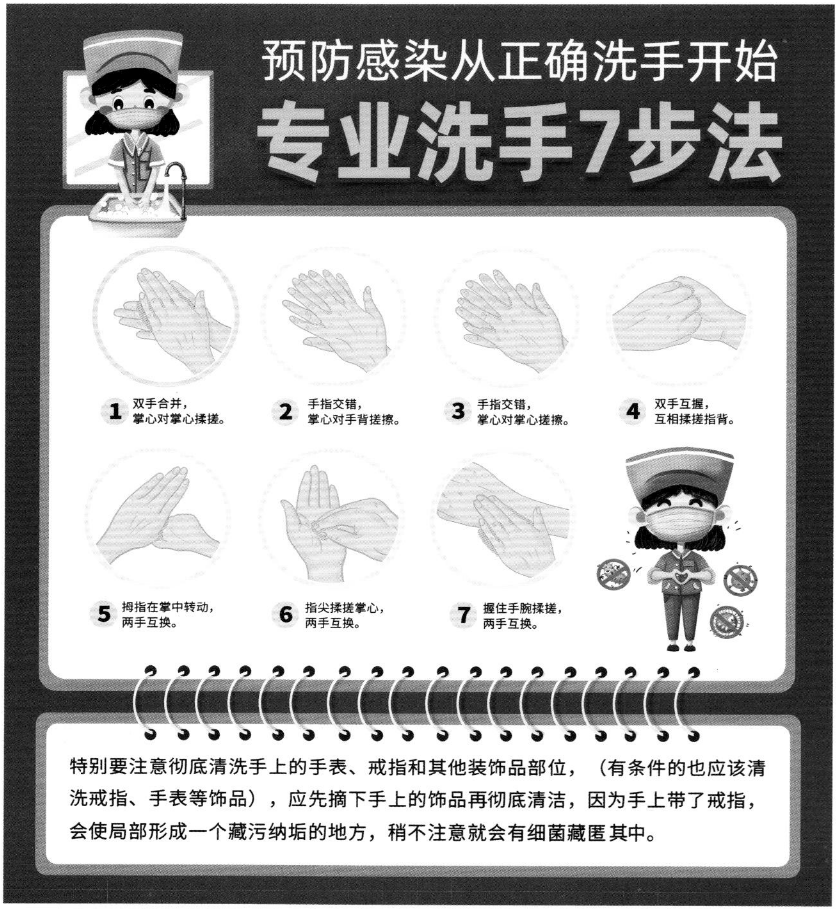

预防感染从正确洗手开始

专业洗手7步法

1 双手合并，掌心对掌心揉搓。

2 手指交错，掌心对手背搓擦。

3 手指交错，掌心对掌心搓擦。

4 双手互握，互相揉搓指背。

5 拇指在掌中转动，两手互换。

6 指尖揉搓掌心，两手互换。

7 握住手腕揉搓，两手互换。

特别要注意彻底清洗手上的手表、戒指和其他装饰品部位，（有条件的也应该清洗戒指、手表等饰品），应先摘下手上的饰品再彻底清洁，因为手上带了戒指，会使局部形成一个藏污纳垢的地方，稍不注意就会有细菌藏匿其中。

图 18-1　七步洗手法

（2）淋浴：定期洗澡，沐浴方式首选淋浴。

（3）定期更换毛巾：建议每月更换一次毛巾，毛巾要定期煮沸消毒。

（4）及时处理小伤口：对肾移植患者来说即使是小伤口也要引起重视，不论是皮肤擦伤、抓伤还是皮肤疖肿，都要及时处理。首先外用碘伏擦洗，或外用抗菌软膏涂抹，若出现红、肿、热、痛等感染征象需及时就医，在医生指导下应用药物治疗。

232. 肾移植术后为什么容易得口腔溃疡？怎么处理？

导致口腔溃疡的原因有很多，最常见的两种情况是：复发性口腔溃疡和创伤性口腔溃疡。创伤性口腔溃疡一般是由于口腔内创伤引起的，如吃东西时不小心咬伤形成的溃疡，或者吃硬东西时扎伤形成的溃疡。复发性口腔溃疡又称复发性口疮，是口腔黏膜病中最常见的疾病，病因复杂，存在明显个体差异。多种致病因素中，排名第一位的是免疫因素，包括细胞免疫异常、体液免疫异常、自身免疫异常。其他致病因素还包括遗传、胃肠道疾病、微量元素缺乏和维生素缺乏等。

病毒感染是口腔溃疡的重要致病因素，但病毒感染导致的口腔溃疡是条件致病，一般情况下不会发作，只有在免疫力低下时才会发作。但即使发作了也是自限性，1 ~ 2 周即可痊愈。

肾移植术后患者本就长期服用免疫抑制剂，免疫力低下，尤其是获得性免疫系统受到抑制。在营养不良、休息不好、劳累焦虑、药物毒性等因素的进一步作用下，就容易出现口腔溃疡。

针对口腔溃疡的处理方法包括：健康的作息规律，充足的睡眠时间，足量的优质蛋白摄入。这些都是维持人体固有的先天性免疫力、防治感染的措施。此外，还需要及时复查药物浓度并在移植医生的指导下调整用药。

233. 肾移植术后感冒怎么办？

有患者提问说：我近日感冒，打喷嚏、流鼻涕很难受，喝了感冒清热颗粒也不见效，再吃点什么药，输点什么液为好？

如果只是普通的鼻病毒、咽病毒等感染，症状往往表现为局部卡他症状，譬如打喷嚏、流鼻涕、全身酸痛乏力等。肾移植术后的患者，从理论上说，主要抑制了获得性免疫力（T/B 淋巴细胞），而保留了部分先天性免疫力（中性粒细胞，巨噬细胞等）。因此，对于少量、毒力较弱的病毒感染是有抵抗力，能够自愈的。

因此，感冒早期的主要处理方式为：好好休息，多喝热水，加强营养。可以吃感冒清热颗粒或者抗病毒口服液等药物，但一般不超过 3 天。密切监测体温变化。

但是，如果病毒量大、毒力强，肾移植术后患者保留的部分先天性免疫力就不足以抵抗，感染会加重，并继发细菌甚至真菌感染，乃至危及生命。而且，由于免疫力低下，感染的进展速度比普通人要快很多。因此，如果上述处理 1 ~ 2 天症状还没改善，甚至越来越重，就一定不能继续在家里自行处理了，需要赶紧去医院，抽血、做胸部 CT、应用抗菌药物等，在专科医生的指导下规范诊疗。

234. 肾移植术后为什么容易腹泻？怎么办？

肾移植术后的患者因长期服用免疫抑制剂，胃肠道的免疫屏障遭到破坏，影响消化道上皮细胞的增殖修复，同时还会破坏肠道内的正常菌群。总之，肾移植术后患者的消化道变得脆弱，一旦遇到不洁饮食、过敏饮食、刺激饮食等，更容易出现腹痛、腹泻、恶心、呕吐等症状。

如果仅出现较轻的消化道不适症状，例如恶心、呕吐、稀便等，经休息、清淡饮食、口服蒙脱石散止泻、黄连素抗感染、肠道菌群药物调节肠道菌群等治疗后，一般一两天可以恢复。

如果症状持续两三天，并且逐步加重，例如频繁上吐下泻、水样便等，应该引起足够的重视。因为严重的上吐下泻会造成身体脱水、电解质紊乱，无法进食会导致营养不良，腹泻也会导致肠道黏膜受损，肠道细菌可能会进入血液继发感染。对于肾移植术后免疫力低下的患者来说，很可能紧接着就是发热、全身感染。“移植无小事，谨慎无大错”，所以，这种情况，不宜在家中处理，更不能拖到全身严重感染再去医院，建议赶紧去医院就诊。

腹泻治疗的基本原则包括：①急查血常规、肝肾功、电解质、血糖、血脂、CRP、PCT、大便常规、大便菌群分析等；②静脉输液，补充水分、葡萄糖、电解质。根据生化检查结果，必要时补充白蛋白、丙种球蛋白、氨基酸、脂肪乳等；③使用广谱抗生素，例如，左氧氟沙星，哌拉西林钠他唑巴坦钠，头孢哌酮钠舒巴坦钠等；④其他对症治疗包括蒙脱石散，益生菌等。

235. 肾移植术后出现白细胞减少，为什么？怎么办？

这是骨髓抑制的表现，可能引起白细胞降低的主要药物有：吗替麦考酚酯、复方磺胺甲噁唑、更昔洛韦胶囊等。

首先，可以应用升高白细胞药物治疗。如皮下注射升白针，或者口服升白药（利可君、鲨肝醇）。复查血常规，看看白细胞是否升高回正常水平，酌情用药及复查。

在移植医生指导下逐步减量可能引起白细胞减少的药物，如吗替麦考酚酯。减药要慢，复查要勤。

236. 肾移植术后患者，为什么白细胞水平偏高？

这是由于激素的作用导致的。激素有动员白细胞的作用。白细胞在体内，主要分布在循环池、边缘池和储备池三个位置。分布在血液中流动的叫循环池，贴在血管壁上的叫边缘池，储备池即在骨髓里还有储备的白细胞。使用激素以后，激素可以把储备池和边缘池的细胞动员到循环池中，而且动员的主要是中性粒细胞。所以，用了激素以后，白细胞、中性粒细胞偏高这一点是很常见的。

237. 肾移植术后发现睾丸肿大，但是不疼，是怎么回事？

移植肾首选放在右侧髂窝。术中为了确保移植肾输尿管不被压迫，一般会直接把手术侧的精索结扎。一方面，结扎了睾丸附睾最主要的回流静脉（精索内静脉）和淋巴管；另一方面，精索静脉此前没有过曲张、侧支循环也没建立。所以一旦结扎精索，就会造成回流障碍。睾丸鞘膜腔里的积液和胸腔、腹腔积液一样，通过鞘膜上的毛细血管，处于一个不断分泌和重吸收的平衡。静脉回流障碍，平衡打乱，就会积液加重。

所以，患者所描述的睾丸肿大，实际上是睾丸鞘膜积液。有的患者随着静脉回流侧支循环的建立，肿大的睾丸会趋于稳定然后慢慢缩小至正常。有的患者由于侧支循环建立不佳，睾丸鞘膜积液持续增多，这时可以考虑通过手术治疗（睾丸鞘膜反转术）加以解决。

238. 为什么肾移植术后夜尿会增多?

正常情况下，肾脏作为内脏器官，由副交感神经支配。通过神经系统控制入球小动脉的舒张、收缩，从而控制进肾血流量，继而控制原尿的产生量。同时，还可以通过调节集合系统的重吸收，控制最后的尿量。

移植肾是去神经状态，手术时只吻合动脉、静脉、输尿管。没有了神经调控，只能靠致密斑通过感知血流量和钠离子，来调节肾素 – 血管紧张素 – 醛固酮系统，进而通过内分泌系统，调节尿量。所以夜间入睡后，只要循环系统在工作，肾脏有灌注，尿液就源源不断产生。再加上白天活动会增加体表汗液和呼吸道水分蒸发，排出一部分水分，就显得晚上尿多了。

239. 有的肾病合并糖尿病患者，开始血液透析后血糖反而正常了，做了肾移植后血糖又开始升高了，请问这是为什么?

胰岛素是机体内唯一降低血糖的激素。肾功能不好的患者，胰岛素代谢会减慢，所以有助于血糖控制。而且胰岛素这种大分子，血液透析是透不出去的。肾移植术后，肾功能改善，胰岛素的代谢又正常了。而且肾移植术后患者还需要服用激素、他克莫司等引起高血糖的药物。

240. 肾移植术后出现胆红素增高，是什么原因呢?

这种现象多见于服用他克莫司的患者，但是机制还不太清楚。临床上观察到一些特点是：①胆红素轻度升高。②以间接胆红素升高为主，而不是以直接胆红素升高为主。也称为继发性 Gilbert 综合征。

原发性 Gilbert 综合征，也叫家族性高胆红素血症，是一种遗传代谢性疾病，由于患者的葡萄糖醛酸转移酶的活性降低，导致了这个酶不能充分地把间接胆红素转变成直接胆红素，所以间接胆红素就出现了堆积，间接胆红素高了，当然总胆红素就高了。这种情况诊断清楚以后，是不需要治疗的，也不会对肝功和寿命有任何影响。

肾移植术后出现这一现象，可能是由于药物诱发了葡萄糖醛酸转移酶的活性降低。肾移植术后出现间接胆红素升高、从而导致总胆红素升高的情况，可以是波动性的，有时候在饥饿、感染、疲劳的时候会加重，一般在比较好的状态下，可能会正常。如果是这个情况，就无须特别处理。

241. 肾移植术后一段时间内仍自觉体内水多，是不是激素的作用?

服用少量激素导致水、钠潴留的情况比较少见，首先应该排除激素以外其他的情况，如排斥反应、移植肾积水、药物毒性等。的确也有少数患者，其激素导致的水、钠潴留作用很明显，但即使是积极减量激素，甚至停用激素，也应该在术后 1 年以上再加以考虑。

所以，在排除排斥、移植肾积水、药物毒性等情况的前提下，找不到诱因只能对症处理。如每天加 1 片利尿剂，对抗一下激素的水、钠潴留作用。随着时间的延长，移植肾功能进一步恢复和稳定，体重自然增长达到一个新的平衡，水、钠潴留也就不明显了。

第十九章 儿童肾移植和联合移植

242. 什么是儿童肾移植?

儿童肾移植是指受者年龄在 18 周岁以下的终末期肾病患者进行的肾移植。儿童除了在肾脏原发疾病上不同于成人，在生理、心理、机体状态、各器官功能及免疫状态等方面也具有不同于成人的特点，相应在肾移植术前评估、术中处理和术后管理等多个方面也有不同之处。

243. 儿童终末期肾病有什么特点?

儿童占所有终末期肾病（end stage renal disease，ESRD）患者数的 1.2% 左右。根据对中国肾移植科学登记系统中 1983 ~ 2012 年儿童患者数据的分析，我国儿童 ESRD 的病因中最为多见的是慢性肾小球肾炎（63.7%），其他病因包括慢性肾盂肾炎、遗传性疾病、代谢性疾病、创伤等。与成人相比，ESRD 患儿最大的特点是其常罹患其他遗传性和偶发性的综合征或代谢性疾病，并常合并多个器官或系统功能不全，如先天性心脏病、中枢神经系统疾病、骨骼畸形和胃肠道疾病等。长期透析常导致营养不良、骨代谢异常，容易造成患儿生理及心理发育异常。

244. 哪些儿童不适合做肾移植?

儿童尿毒症患者都是肾移植的目标人群，但伴有严重的全身感染、肝功能损害、活动性结核、恶性肿瘤以及不能手术修复的严重下尿路畸形是儿童肾移植的禁忌证。然而，由于儿童对尿毒症的耐受较成年人差，因此化验指标可较成年人适当放宽。

245. 儿童肾移植的手术时机如何选择?

只要有合适的供肾和良好的手术条件，肾移植最小年龄没有严格规定。但通常不主张年龄在 6 个月以下，或体重小于 6 kg 的患儿做肾移植。研究显示小于 2 岁患儿非亲属供肾肾移植的 5 年存活率为 52.7%，而大于 6 岁受者患儿 5 年生存率明显提高。同时考虑 12 岁前手术对儿童生长发育帮助较大，因此手术年龄建议选择在 6 ~ 12 岁。如存在营养不良等情况，需改善营养状态后再进行手术。建议有肾移植意向的患儿及早进行登记等待，以便在有合适供肾时能够选择肾移植。

246. 肾移植术前不进行透析有哪些好处?

尿毒症患儿在肾移植术前不进行透析治疗而直接进行肾移植的好处包括：患儿生活质量提高，对生长发育影响较小，避免透析相关的手术和并发症，如动静脉内瘘成形术或透析插管导致的血栓形成。但不能盲目追求不透析，需要综合评估患儿病情。对于原病肾已切除或者需等待供肾的患儿，术前需要经历一定阶段的透析治疗。

247. 哪些情况下需要在术前切除原有病肾?

由于原有肾脏还残存有一定功能，一般不主张肾移植术前切除原有病肾。但如果合并有以下情况建议进行肾切除：

（1）严重膀胱输尿管反流。

（2）反复肾脏相关性尿路感染。

（3）严重的肾血管性高血压。

（4）儿童型多囊肾合并结石、反复血尿、感染或多囊肾巨大影响肾移植手术。

（5）Denys-Drash 综合征（罕见先天性疾病，表现为肾病综合征，伴有男性假两性畸形、肾母细胞瘤）。

248. 儿童肾移植术前的疫苗接种怎么进行？

计划进行肾移植手术的患儿在移植前尽量全面地接种疫苗（表 19-1），这些疫苗包括：

表 19-1　儿童肾移植患者的疫苗接种

疫苗	疫苗类型	移植前	移植后	监测滴度
流感病毒	灭活疫苗	推荐	推荐	不必
流感病毒	减毒活疫苗	不推荐	不推荐	不必
乙型肝炎	灭活疫苗	推荐	推荐	推荐
甲型肝炎	灭活疫苗	推荐	推荐	推荐
百日咳	灭活疫苗	推荐	推荐	不必
白喉	灭活疫苗	推荐	推荐	不必
破伤风	灭活疫苗	推荐	推荐	推荐
脊髓灰质炎	灭活疫苗	推荐	推荐	不必
B 型流感嗜血杆菌	灭活疫苗	推荐	推荐	推荐
肺炎	灭活疫苗	推荐	推荐	不必
脑膜炎	灭活疫苗	推荐	推荐	不必
人类乳头瘤病毒	灭活疫苗	推荐	推荐	不必
狂犬病	灭活疫苗	推荐	推荐	推荐
水痘	减毒活疫苗	推荐	不推荐	推荐
轮状病毒	减毒活疫苗	推荐	不推荐	不必
麻疹腮腺炎风疹	减毒活疫苗	推荐	不推荐	推荐
卡介苗	减毒活疫苗	推荐	不推荐	不必
炭疽	灭活疫苗	不推荐	不推荐	不必

（1）乙型肝炎病毒表面抗体（抗 -HBs）阴性患者接种乙肝疫苗，接

种后 6 ~ 12 周需检测血清抗 -HBs 浓度以评价机体免疫力，以后每年检测抗 -HBs 效价，当低于 10 mIU/mL 时需要复种。

（2）流感疫苗、甲肝疫苗、百日咳疫苗、白喉疫苗、破伤风疫苗、肺炎链球菌疫苗、脊髓灰质炎疫苗等灭活疫苗，以及水痘疫苗、麻疹疫苗、腮腺炎疫苗、风疹疫苗和卡介苗等减毒活疫苗应至少在术前 2 个月完成接种。

（3）因为年龄、直接暴露、居住或曾经在疾病流行地区旅游，或者面临其他流行病学风险而可能罹患某种疾病的患者可以接种以下疫苗：狂犬病疫苗、蜱传脑膜炎疫苗、流行性乙型脑炎灭活疫苗、脑膜炎球菌疫苗、肺炎球菌疫苗、伤寒沙门菌疫苗。

需要特别注意的是，末次疫苗接种和肾移植手术的时间间隔至少 8 周。除非特别必要，肾移植术后不建议接种减毒活疫苗。

249. 儿童肾移植与成人相比手术方面有哪些特殊性？

对于体重超过 20 kg 的患儿，手术方法与成年人类似，移植肾动静脉分别与髂外或髂内动静脉吻合，移植肾放置于髂窝部位。体重在 20 kg 以下或年龄不足 5 岁的患儿，手术多经腹进行，为了保障血流开放后移植肾能够有充足的血流供应，供肾动静脉分别与受者的腹主动脉和下腔静脉吻合，移植肾放置于腹腔内或腹膜后间隙。

由于儿童血管和输尿管的管径较小，吻合难度更高，术后外科相关并发症的发生率明显高于成人，而且最终几乎都导致了移植肾失功，其中以移植肾血管狭窄或血栓形成和输尿管狭窄为主。其他主要并发症包括急性排斥反应和移植肾功能延迟恢复。在儿童肾移植中，移植肾血管血栓形成将导致移植肾失功。儿童肾移植患者为防止血栓形成，术中或术后即开始早期抗凝，为防止输尿管狭窄等输尿管相关并发症，术中建议常规放置输尿管支架管，并保留 1 个月以上。

250. 儿童是不是更容易发生排斥反应？

由于儿童免疫系统富含初始 T 细胞，细胞免疫防御功能更强，与成人相比，儿童肾移植患者术后更容易出现排斥反应。因此，为保证移植肾的长期存活，儿童肾移植对供肾的 HLA 配型要求更高，尤其是 DR 位点的匹配。此外，对供肾者的年龄和供肾体积的要求也较成年人更加严格。

251. 儿童肾移植在免疫抑制药物应用方面有何特点？

与成人相比，儿童回肠较短、肝细胞色素 P450 酶代谢更活跃，因此药物代谢较成人更迅速。肾移植术后根据千克体重计算的免疫抑制药物剂量高于成人。对儿童患者，通常需要用成人推荐剂量（按千克体重计算）的 1.5 ～ 2 倍才能达到与成人相同的药物浓度。

252. 肾移植对儿童生长发育有什么影响？

儿童尿毒症会明显影响患儿的生长发育，这些患儿的身高往往低于同龄人，可能造成儿童回归社会困难、产生自卑心理，并影响学业、婚姻、就业等。绝大多数儿童肾移植后生长发育速度高于继续透析患儿，而且越早进行肾移植，越有利于改善患儿的身体状况，促进生长发育。值得一提的是，只有在青春期前开展手术才会对患儿生长发育有较大帮助，7 岁以下肾移植后生长发育会明显加快，12 岁以后手术对身高的增长帮助有限。一般认为适合儿童肾移植的年龄应在 6 ～ 12 岁。

糖皮质激素对儿童生长发育不利，有人主张采用“降低糖皮质激素剂量或使用生长激素”的方法对儿童生长发育有极好的效果，但生长激素有活化 T 细胞的作用，容易诱发患者发生排斥反应。有报道称肾移植术后使用生长激素的儿童中有 27% 会发生排斥反应进而导致移植肾丢失，在进行任何有关促进生长的干预前都应该权衡利弊。

253. 影响儿童移植肾长期存活的因素有哪些?

对各年龄段的患儿，接受肾移植的生存率均大于接受透析者，接受肾移植治疗的 ESRD 患儿 5 年生存率为 95%，而血透和腹透的 ESRD 患儿 5 年生存率分别为 76% 和 81%。但小于 2 岁的患儿移植肾存活率较低。影响儿童移植肾长期存活的因素包括以下几点。

（1）供肾来源：活体供肾优于器官捐献，具体原因包括供肾缺血时间短、HLA 配型相近、术前准备相对完善等。

（2）受者年龄：小于 6 岁，尤其是小于 2 岁的患儿移植肾存活率明显偏低。

（3）受者体重：肥胖患儿移植肾存活率较低。

（4）多次移植：有肾移植史的患儿移植肾存活率较低。

（5）恶性肿瘤：患儿肾移植术后并发恶性肿瘤风险明显增高，最常见的肿瘤为淋巴瘤。

（6）依从性：患儿依从性是肾移植术后管理的难点，有研究显示，肾移植术后依从性不佳的患儿中超过 2/3 会出现移植肾功能受损或永久性失功。具体表现在患儿因遗忘、误解或发生药物并发症对治疗失去信心，甚至因情绪、心理因素或社会舆论刺激而不配合，导致漏服或抗拒服药，最终导致移植肾丢失。

254. 肝肾联合移植适合哪些患者?

肝肾联合移植适应证可以分为三种情况：①同时伴有终末期肝脏和肾脏的不可逆损害，比如多囊肝合并多囊肾，肝硬化合并肾功能衰竭等；②在慢性终末期肾病维持阶段出现了不可逆的严重肝脏损害或者肝脏肿瘤，也就是在等待肾移植阶段，出现了肝脏移植的适应证；③在终末期肝病等待肝脏移植阶段，肝肾综合征等对肾脏造成不可逆的严重影响，透析超过 4 周，建议酌情考虑肝肾联合移植。

255. 肝肾联合移植的手术特点?

器官移植是外科最为精细的手术操作之一，除了游离切除病肝等操作，术中至少需要重建 5 条血管，1 根胆管和 1 根输尿管，因此，手术难度非常大，对术者的技术要求相对高。

256. 肝肾联合移植手术风险大吗?

虽然肝肾联合移植手术复杂，手术难度大，但由于国家器官移植医院和医生准入制度的建立、培训制度的完善等，使得目前器官移植逐渐规范，在成熟的器官移植中心，肝肾联合移植患者围手术期存活率可达 95%。

257. 肝肾联合移植分期做好还是同期做好?

由于肝肾联合移植潜在的受者既存在肝脏的严重损害，又存在肾脏的严重损害，分期移植可能出现未移植的脏器在围手术期由于功能不全发生相应并发症。虽然同期移植手术创伤略大，但分期手术患者需要经历两次麻醉及术后恢复阶段，其并发症发生的风险之和要大于同期移植。因此，仍然建议符合肝肾联合移植标准的患者同期手术。

258. 肝肾联合移植的免疫学特点?

移植后排斥反应是器官移植需要面对的重要问题。由于肝脏是免疫耐受器官，因此单纯肝脏移植相对其他器官移植排斥反应发生率较低，肝肾联合移植术后移植肝对移植肾有一定的免疫保护作用，使得肝肾联合移植排斥反应发生率低于单纯肾脏移植。

259. 移植肝对移植肾起保护作用机制是什么?

可能的机制包括：移植肝内网状内皮细胞对受者淋巴细胞毒性抗体的吸附；移植肝生成的可溶性 MCH-1 类分子中和针对移植物的特异性抗体；移植肝生成的可溶性 HLA 类抗原中和抗 HLA 抗体，可溶性 HLA 抗原还可以和细胞毒性淋巴细胞表面的 CD8 分子结合，使淋巴细胞丧失效应功能，从而降低对移植肾的免疫识别及攻击；移植肝含有大量的造血细胞，这些细胞的移居可导致供者特异性低反应及微嵌合体的形成，这种嵌合体可以诱导免疫耐受，还可通过移植细胞和体液性移植物损伤引起移植物耐受。

260. 肝肾联合移植免疫抑制剂方案与肾移植相比有什么不同?

由于移植肝对移植肾具有免疫保护作用，因此肝肾联合移植免疫抑制强度可以略低于单纯肾脏移植，参照单纯肝脏移植免疫抑制方案即可。

261. 肝肾联合移植远期预后如何?

肝肾联合移植患者顺利度过围手术期后，远期预后很好，一年生存率可达 90%，5 年生存率可达 70% 以上，而且生活质量较术前得到明显提高。

262. 胰肾联合移植适合哪些患者?

胰肾联合移植，就是同时移植胰腺和肾脏。胰腺是人体调控血糖的最重要器官，如果胰腺调节血糖的能力不足，就会发生糖尿病。糖尿病非常严重，通过口服药物及注射胰岛素，都不能很好地控制，并且发生了糖尿病相关的严重并发症，就可以考虑胰腺移植。

所以，胰、肾联合移植适合的患者就是：尿毒症 + 严重的糖尿病。这部分患者可以是糖尿病所导致的肾病，发展成为尿毒症，也可以是尿毒症患者同时合并严重的糖尿病。最初的胰腺移植适应证主要是 1 型糖尿病，随着医学发展，人们发现 2 型糖尿病也是胰腺移植的良好适应证。

263. 胰肾联合移植的手术特点?

胰肾联合移植的手术较为复杂，特别是胰腺移植部分。因为胰腺结构是和十二指肠密不可分的，所以胰腺移植需要连带一小段十二指肠。现在主流的胰腺移植手术方式，需要把供体胰腺所带的动脉、静脉和一段肠管，与受者身体的动脉、静脉和肠管分别进行吻合。胰腺移植比肾脏移植手术难度更大，时间更长。

264. 胰腺移植的风险大不大?

胰腺有其自身特点，它除了调控血糖（内分泌）功能以外，还负责分泌消化液（外分泌），对食物中的脂肪物质进行消化，古人会用动物的胰腺作为肥皂使用，去除衣物上的油脂。正是由于这个特性，一旦出现胰腺相关并发症，会对腹腔内的脏器，特别是脂肪组织产生一定的消化和腐蚀作用。而胰腺连接肠道，出现并发症以后，感染风险也更高。胰腺手术更为复杂，血流慢，容易出现血栓。所以综合来看，胰腺移植的手术并发症发生率较高，程度更为严重，风险性相对肾移植更高些。

但是随着外科技术进步，在技术成熟的医院，胰腺移植并发症已经可以控制在很低的水平。其手术成功率已经达到 90% 以上。

265. 做肾移植的患者如果同时有糖尿病，都需要移植胰腺吗?

大部分糖尿病不需要。毕竟胰腺移植是有一定风险的，如果糖尿病通过胰岛素、药物等可以获得较为满意的控制，则不必进行胰腺移植。

需要胰腺移植的，往往是常规方法难以控制的病例。严重糖尿病得不到良好控制，可能出现失明、糖尿病足、周围神经病变、肾衰竭、冠心病、心脑血管意外高发等严重的致死、致残并发症，对于这部分患者来说，糖尿病风险远大于移植手术的风险。

266. 胰肾联合移植的免疫学特点?

胰腺的排异风险与肾移植较为接近。但胰腺组织不容易做穿刺活检，所以诊断胰腺排异较肾移植难度更大一些。

267. 胰肾联合移植免疫抑制剂方案与肾移植相比有什么不同?

胰腺移植和肾移植的术后用药量基本一致，无须服用更多的排异药物。

268. 胰肾联合移植需要胰腺和肾脏同时做吗?

胰腺移植可以与肾移植同时期做，两个器官来自同一供体较好，这样排异风险更小些。如果因为客观原因，也可以分期做，接受来自不同捐献者的胰腺与肾脏。

269. 是否可以单独接受胰腺移植，治疗糖尿病?

由于胰腺移植术后也需要长期服用多种排异药物，这种负担相当于用排异药物置换了降糖药物，并且还加上了一次大手术，所以对于糖尿病受者而言，获益与风险比就显得不太高了，糖尿患者接受单独胰腺移植的例数极少。

绝大多数患者都是接受肾移植的群体中的糖尿病患者，他们本来接受肾移植就需要服用免疫抑制剂，加上一个胰腺移植，并未额外增加服药负担。而且这些患者如果单纯肾移植，术后药物等因素会加重糖尿病的程度，增加血糖控制难度，并且有可能因为血糖高，反而影响移植肾脏的功能。对于他们来说，联合胰腺移植负担增加不多，获益却大很多，是比较适合的。

270. 胰肾联合移植效果怎么样?

符合适应证的患者（尿毒症 + 严重糖尿病），胰肾联合移植手术成功率 90% 以上，5 年和 10 年的生存率均明显高于单纯接受肾移植者。

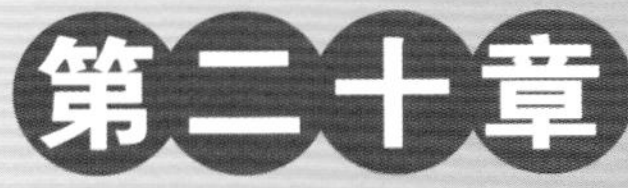

第二十章 二次或多次肾移植

271. 患者可以进行多少次肾移植?

现如今随着肾移植相关技术的不断成熟，二次或者三次肾移植的病例不断增加，但三次以上肾移植病例比较少见。因为，多次移植会增加相应风险。

272. 再次移植的风险主要有哪些?

首先，由于前次手术的创伤、粘连使得再次手术难度增加，可能出现更多的手术并发症。再者，经历过异体器官移植的患者免疫系统多处于高敏状态，二次移植的致敏率约为40%，三次及以上移植的致敏率高达60%。若此时再次肾移植极易诱发排斥反应，最典型的表现就是群体反应性抗体（panel reactive antibody，PRA）滴度的明显升高。因此，再次移植前需要进行更详细的免疫检查及预先干预，术后则可能需要更强的免疫抑制治疗。

273. 降低 PRA 的方法有哪些?

（1）血浆置换：将患者的血液引出，经血浆分离器进行分离，弃去血浆以达到清除体内异常免疫成分的目的，如抗体、抗原、免疫复合物等。然后将血细胞及补充的血清蛋白、新鲜血浆和平衡盐液体回输入体内。移植前进行 1 ～ 2 次血浆置换可以显著降低 PRA 滴度，避免术后排斥反应的发生。

（2）免疫吸附：利用特制免疫吸附柱选择性吸收受者体内的特异性抗体，以高效清除受者体内抗体，对 IgG 类抗体清除效果最佳。术前经 3 ～ 5 次免疫吸附后可显著降低 PRA 滴度。但免疫吸附只是清除体内原有抗体，不能抑制新抗体的产生，容易出现 PRA 的反弹。因此，在免疫吸附后需要使用免疫抑制剂进行维持治疗。

（3）静脉注射免疫球蛋白：移植前应用大剂量免疫球蛋白可以降低抗体水平，降低高敏患者的敏感性。

（4）肾移植手术前后免疫诱导：在手术前后应用抗淋巴细胞抗体或抗特异性受体的抗体，以达到大量清除患者体内淋巴细胞和封闭在排斥反应过程中发挥关键作用的受体的效果，从而减少排斥反应的发生。主要药物包括抗胸腺细胞免疫球蛋白、巴利昔单抗等。

具体治疗方法需要医生根据患者的具体情况进行综合分析后决定，需要考虑的因素主要包括：PRA 滴度的高低、等待肾源的时间长短、一般身体情况、经济条件和对各种治疗措施的反应等。目前一般主张采用以血浆置换为基础的联合治疗方案。

274. 何时是再次肾移植的最佳手术时机？

再次肾移植的手术时机取决于前次移植失败的原因。

如果前次移植肾丢失的原因是排斥反应，那么再次移植的时间间隔应在 6 个月以上，最好能够延长至 1 年以上。其目的在于使体内抗体水平下降至可接受范围，以提高再次移植的成功率。而且二次移植对 HLA 配型和 PRA 的要求更高。

如果是由于供肾质量问题、手术并发症、肾破裂、肾血管栓塞等非免疫因素导致的移植失败，在患者顺利度过围手术期、手术切口完全愈合后，即可考虑再次移植。临床上也有前次肾移植术后 3 周内因非免疫因素导致移植失败，然后行探查手术，先切除移植肾，在原位立刻再次肾移植的案例。但是这种情况比较罕见，对医生的经验水平、供肾的质量、时效等，都有

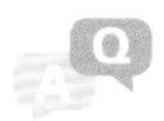

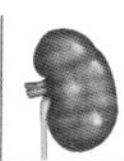

极高的要求。

275. 对丧失功能的移植肾如何处理？

如果前次移植肾功能丧失的原因是慢性排斥反应，且移植肾逐渐萎缩无坏死，并对再次移植无显著影响，可不予切除。但如果丧失功能的移植肾出现感染、肿瘤、积水、血尿、反复排斥反应，或者诱导患者出现反复发热、群体反应性抗体阳性，应当在二次肾移植前切除已失功的移植肾。

276. 再次肾移植需要哪些术前准备？

再次肾移植的术前准备与首次肾移植基本相同，但由于经历过一次移植手术，且患者年龄也较前次手术增长，再次肾移植时患者的一般情况往往较首次移植时更差。此外，再次移植患者免疫状态可能处于高敏状态，较首次移植更易出现排斥反应。因此，再次肾移植患者在术前应充分透析，同时要加强营养，预防感染，尤其要监测体内抗体滴度水平，在术前将免疫状态调整至正常范围。

277. 再次肾移植的手术操作有哪些不同？

第二次肾移植手术的部位通常选在第一次肾移植的对侧髂窝。如果第二次肾移植在首次移植的 1 周内进行，可选择同侧髂窝。第三次或第四次肾移植时，由于两侧髂窝均已接受过手术，髂窝内组织因既往手术粘连严重，手术难度极高且难以形成肾脏放置空间，因此可将供肾放置在左侧或右侧下腹部的高位腹膜后或腹腔内，首选腹膜后位置。血管吻合方法采用肾动脉与髂外或髂总动脉端－侧吻合，肾静脉与髂外静脉或髂总静脉端－侧吻合，也可以与下腔静脉端－侧吻合。第五次肾移植放置在腹腔内，肾动静脉分别与腹主动脉和下腔静脉吻合。原位肾移植由于位置深、操作困难、发生排斥反应时不易观察、出现并发症难以探查和手术，已经很少应用。

278. 再次肾移植的肾存活率有多少?

再次肾移植的肾存活率低于首次肾移植。主要原因在于再次移植术后发生排斥反应的风险高于首次移植，这与患者体内的预存抗体有关。因排斥反应导致的二次肾移植的肾存活率较首次肾移植降低约 20%。但如果首次移植失败的原因是外科并发症或供肾质量欠佳，那么再次移植的效果与首次移植无明显差别。

附录

附录一　住院期间监测记录表

20___ 年 ___ 月 ____ 日（术后 ___ 天）												
指标 / 时间	入量		出量				生命体征					备注
	输液量	吃喝量	支架管量	尿管量	腹膜后引流管	大便	血压	心率	体温	血糖	体重	
7:00												
8:00												
9:00												
10:00												
11:00												
12:00												
出入量小结												
13:00												
14:00												
15:00												
16:00												
17:00												
18:00												
出入量小结												
19:00												

续表

20___ 年 ___ 月 ____ 日（术后 ___ 天）												
时间 \ 指标	入量		出量				生命体征					备注
	输液量	吃喝量	支架管量	尿管量	腹膜后引流管	大便	血压	心率	体温	血糖	体重	
20:00												
21:00												
22:00												
23:00												
0:00												
出入量小结												
1:00												
2:00												
3:00												
4:00												
5:00												
6:00												
全天出入量总结												

附录二　院外随访记录表

项目 日期	在服免疫抑制药物和剂量	他克莫司/环孢素浓度（ng/mL）	体重（kg）	尿量（mL）	体温（℃）	心率（次/分）	血压（mmHg）	血糖（mmol/L）	血常规			尿常规					肾功能			肝功能						电解质				血脂		C反应蛋白（mg/L）	24小时尿蛋白定量（ng/mL）	尿BK病毒	血BK病毒	霉酚酸AUC	其他
									血红蛋白（g/L）	白细胞（10^9/L）	血小板（10^9/L）	尿红细胞	尿白细胞	尿蛋白	尿糖	尿潜血	肌酐（μmol/L）	尿素氮（mmol/L）	尿酸（μmol/L）	谷丙转氨酶（U/L）	谷草转氨酶（U/L）	总胆红素（μmol/L）	直接胆红素（μmol/L）	总蛋白（g/L）	白蛋白（g/L）	K^+（mmol/L）	Na^+（mmol/L）	HCO_3^-（mmol/L）	Ca^{2+}（mmol/L）	胆固醇（mmol/L）	甘油三酯（mmol/L）						
20_年_月_日 术后_天																																					
20_年_月_日 术后_天																																					
20_年_月_日 术后_天																																					
20_年_月_日 术后_天																																					
20_年_月_日 术后_天																																					
20_年_月_日 术后_天																																					
20_年_月_日 术后_天																																					
20_年_月_日 术后_天																																					
20_年_月_日 术后_天																																					
20_年_月_日 术后_天																																					
20_年_月_日 术后_天																																					
20_年_月_日 术后_天																																					
20_年_月_日 术后_天																																					
20_年_月_日 术后_天																																					
20_年_月_日 术后_天																																					
20_年_月_日 术后_天																																					
20_年_月_日 术后_天																																					
20_年_月_日 术后_天																																					
20_年_月_日 术后_天																																					
20_年_月_日 术后_天																																					

附录三 缩略词表

缩略词	中文名	英文名
ACEI	血管紧张素转换酶抑制剂	angiotensin-converting enzyme inhibitor
AR	急性排斥反应	acute rejection
ARB	血管紧张素Ⅱ受体阻滞剂	angiotensin Ⅱ receptor blocker
CNI	钙调磷酸酶抑制剂	calcineurin inhibitor
CCB	钙通道阻滞剂	calcium channel blocker
CDC	补体依赖细胞毒试验	complement dependent cytotoxicity
DGF	移植物功能延迟恢复	delayed graft function
DCD	心脏死亡器官捐献	donation after cardiac death
ESRD	终末期肾脏疾病	end-stage renal diseases
EPO	促红细胞生成素	erythropoietin
GFR	肾小球滤过率	glomerular filtration rate
HCT	红细胞比容	hematocrit
HD	血液透析	hemodialysis
HB	血红蛋白	hemoglobin
HDL	高密度脂蛋白	high density lipoprotein
HLA	人类白细胞抗原	human leukocyte antigen
IFG	空腹血糖受损	impaired fasting glucose
IGT	糖耐量受损	impaired glucose tolerance
ICU	重症加强护理病房	intensive care unit
LDL	低密度脂蛋白	low density lipoprotein
NODAT	移植后新发糖尿病	new-onset diabetes mellitus after transplantation

续表

缩略词	中文名	英文名
NSAID	非甾体类抗炎药	nonsteroid anti-inflammatory drug
OGTT	口服葡萄糖耐量试验	oral glucose tolerance test
PRA	群体反应性抗体	panel reactive antibody
PD	腹膜透析	peritoneal dialysis
PTE	移植术后红细胞增多症	post-transplant erythrocytosis
PTDM	移植后糖尿病	post-transplantation diabetes mellitus
TLC	治疗性生活方式改变	therapeutic life-style change
TC	总胆固醇	total cholesterol
TG	甘油三酯	triglyceride

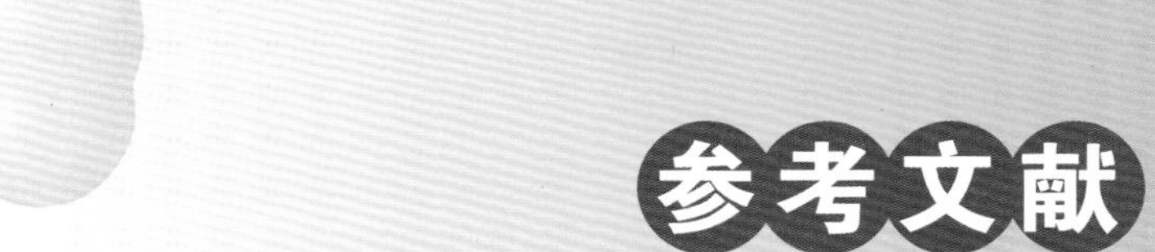

参考文献

[1] Aithal G P, Watkins P B, Andrade R J, et al. Case definition and phenotype standardization in drug-induced liver injury[J]. Clinical Pharmacology & Therapeutics, 2011, 89(6):806.

[2] Azzi Y, Bartash R, Scalea J, et al. Covid-19 and solid organ transplantation: A review article[J]. Transplantation, 2021, 105(1):37-55.

[3] Bernhard K Krämer, Jung B, Banas B. Reduced exposure to calcineurin inhibitors in renal transplantation[J]. N Engl J Med, 2007, 357(23):2562.

[4] Birkeland S A, Lokkegaard H, Storm H H. Cancer risk in patients on dialysis and after renal transplantation[J]. Lancet, 2000, 355(9218):1886-1887.

[5] Brennan D C, Daller JA, Lake K D, et al. Rabbit antithymocyte globulin versus basiliximab in renal transplantation[J]. New England Journal of Medicine, 2007, 356(19):634.

[6] Chatzikyrkou C, Menne J, Gwinner W, et al. Pathogenesis and management of hypertension after kidney transplantation[J]. Journal of Hypertension, 2011, 29(12):2283-2294.

[7] Collins A J, Foley R N, Chavers B. United States Renal Data System 2011 Annual Data Report: Atlas of chronic kidney disease & end-stage renal disease in the United States[J]. American Journal of Kidney Diseases, 2012, 59:A7e1-420.

[8] Damasiewicz M J, Ebeling P R. Management of mineral and bone disorders in renal transplant recipients[J]. Nephrology, 2017, 22:65-69.

[9] Danowitch G M，张晓东 . 肾移植手册 [M]. 北京：人民卫生出版社 , 2006.

[10] Denic A, Lieske J C, Chakkera H A, et al. The substantial loss of nephrons in healthy human kidneys with aging[J]. Journal of the American Society of Nephrology, 2017, 28(1):313-320.

[11] Diseases I R, CDC. Use of Influenza A (H1N1) 2009 Monovalent Vaccine: Recommendations of the Advisory Committee on Immunization Practices (ACIP), 2009[J]. Morbidity & Mortality Weekly Report Recommendations & Reports, 2009, 58(RR-10):1-7.

[12] Dulfer R R, Franssen G J H, Hesselink DA, et al. Systematic review of surgical and medical treatment for tertiary hyperparathyroidism[J]. British Journal of Surgery, 2017, 104(7): 804-813.

[13] Fishman J A, Rubin R H. Infection in organ-transplant recipients[J]. New England Journal of Medicine, 1998, 339(17):773-778.

[14] Gore J L, Pham P T, Danovitch G M, et al. Obesity and outcome following renal transplantation[J].American Journal of Transplantation, 2006, 6(2): 357-363.

[15] Ichimaru N, Nakazawa S, Yamanaka K, et al. Adherence to dietary recommendations in maintenance phase kidney transplant patients[J]. Transplantation Proceedings, 2016, 48(3):890-892.

[16] Israni A K, Snyder J J, Skeans M A, et al. Clinical diagnosis of metabolic syndrome: predicting new-onset diabetes, coronary heart disease, and allograft failure late after kidney transplant[J]. Transplant International, 2012, 25(7):748-757.

[17] Kim I K, Choi S H, Son S, et al. Early weight gain after transplantation can cause adverse effect on transplant kidney function[J]. Transplantation Proceedings, 2016, 48(3):893-896.

[18] Lamb K E, Lodhi S, Meierkriesche H U. Long-term renal allograft survival in the united states: a critical reappraisal[J]. American Journal of Transplantation, 2015, 11(3):450-462.

[19] Lara Danziger-Isakov, Kumar D. Vaccination of solid organ transplant candidates and recipients: Guidelines from the American society of

transplantation infectious diseases community of practice[J]. Clinical Transplantation, 2019, 33(9): e13563.

[20] Longshan L, Huanxi Z, Qian F, et al. Current status of pediatric kidney transplantation in China: data analysis of Chinese Scientific Registry of Kidney Transplantation[J]. 中华医学杂志（英文版）, 2014, 127(3): 506-510.

[21] Magee C C . Evaluation of donors and recipients[M].Elsevier Inc. 2010.

[22] Nankivell B J, Alexander S I. Rejection of the Kidney Allograft[J]. New England Journal of Medicine, 2010, 363:1451-1462.

[23] Qiao B, Liu L, Liu J, et al. A study on the attitude toward kidney transplantation and factors among hemodialysis patients in china[J]. Transplantation Proceedings, 2016, 48(8):2601-2607.

[24] Rizvi S J, Chauhan R, Gupta R, et al. Significance of pretransplant urinary tract infection in short-term renal allograft function and survival[J]. Transplantation Proceedings, 2008, 40(4): 1117-1118.

[25] Saran R, Li Y, Robinson B, et al. Annual data report: Epidemiology of kidney disease in the United States[J]. American Journal of Kidney Diseases, 2015, 65(6):A7-A8.

[26] Shah S, Verma P. Overview of pregnancy in renal transplant patients[J]. International Journal of Nephrology, 2016: 4539342.

[27] Stevens PE, Levin A, Bilous RW, et al. Evaluation and management of chronic kidney disease: synopsis of the kidney disease: improving global outcomes 2012 clinical practice guideline[J]. Annals of internal medicine. 2013; 158(11): 825-830.

[28] Stoumpos S, Jardine A G, Mark P B. Cardiovascular morbidity and mortality after kidney transplantation[J]. Transplant international, 2015, 28(1): 10-21.

[29] Taler S J, Agarwal R, Bakris G L, et al. KDOQI US commentary on the 2012 KDIGO clinical practice guideline for management of blood pressure in CKD[J]. American Journal of Kidney Diseases, 2013,

62(2):201-213.

[30] Thomusch O, Wiesener M, Opgenoorth M,et al. Rabbit-ATG or basiliximab induction for rapid steroid withdrawal after renal transplantation (Harmony): an open-label, multicentre, randomised controlled trial[J]. The Lancet, 2016, 388(10063):3006-3016.

[31] US Food and Drug Administration. Guidance for industry: clinical trial endpoints for the approval of cancer drugs and biologics[J]. Biotechnology Law Report, 2007, 26(4): 375–386.

[32] V Kute, Agarwal S, Prakash J, et al. NOTTO COVID-19 vaccine guidelines for transplant recipients[J]. Indian Journal of Transplantation, 2021, 15(1):1.

[33] Wilkinson A, Davidson J, Dotta F, et al. Guidelines for the treatment and management of new-onset diabetes after transplantation[J]. Clinical Transplantation, 2010, 19(3):291-298.

[34]《中国组织工程研究与临床康复》杂志社学术部 . 肾移植的国内外历史记录 [J]. 中国组织工程研究与临床康复 , 2011 (5): 882-883.

[35] 曾明 , 邸晓辉 , 赵维娟 , 等 . 五酯胶囊 (片) 对他克莫司血药浓度及药动学参数影响的 Meta 分析 [J]. 解放军药学学报 , 2014(5):405-409.

[36] 陈惠 , 冯婉贞 , 李洪 . 尿毒症患者杨桃中毒（附 17 例报道）[J]. 肾脏病与透析肾移植杂志 ,1999,8(5):42.

[37] 陈立军 . 实用肾移植知识手册 [M]. 北京：军事医学科学出版社 , 2008.

[38] 陈瑞 , 赵闻雨 , 高晓刚 , 等 . 儿童供肾儿童肾移植 147 例临床分析 [J]. 中华器官移植杂志 , 2020, 41(1):15-19.

[39] 陈孝平 , 汪建平 . 外科学 [M]. 8 版 . 北京：人民卫生出版社 , 2013.

[40] 陈旭锋，黄培培，张劲松，等 . 小龙虾致横纹肌溶解症 197 例临床分析 [J]. 中华急诊医学杂志 , 2016, 25(12):1269-1272.

[41] 董飞侠 . 慢性肾脏病患者别吃杨桃 [J]. 保健与生活 , 2015(5):43.

[42] 杜然然 , 高东平 , 李扬 , 等 . 肾移植发展现状研究 [J]. 医学研究杂志 , 2011, 40(11): 168-172.

[43] 范宇 , 石炳毅 , 常京元 , 等 . 肾移植术后并发恶性肿瘤分析 [J]. 解放军医学杂志 , 2007, 32(5):529-530.

[44] 付雪梅，王亮，马远征，等 . 移植肾受者的骨质疏松研究进展 [J]. 中国骨质疏松杂志 , 2015, 21(12):1508-1511.

[45] 复方口服避孕药临床应用中国专家共识专家组 . 复方口服避孕药临床应用中国专家共识 [J]. 中华妇产科杂志 , 2015, 50(2):81-91.

[46] 葛均波 , 徐永健 . 内科学 [M]. 8 版 . 北京：人民卫生出版社，2013.

[47] 龚英峰 , 李顺利 , 杜勇 , 等 . 尿毒症患者免疫功能与营养状态的相关性分析 [J]. 检验医学与临床 , 2015 (8): 1042-1044.

[48] 龚英峰 , 袁宝军 , 李顺利 , 等 . 尿毒症患者血液透析前后免疫功能的变化及意义 [J]. 中国疗养医学 , 2014, 23(4): 310-312.

[49] 谷波 , 谭其玲 , 陶冶 . 解读肾移植 [M]. 北京：科学出版社 , 2012.

[50] 郭宏波 . 成人器官移植患者疫苗接种问题 [J]. 北京医学 , 2011(3):224-227.

[51] 郭震华 , 那彦群 . 实用泌尿外科学 [M]. 北京：人民卫生出版社 , 2013.

[52] 胡昱 , 张兵 , 陈雅萍 , 等 . 实体器官移植受者接种三价流行性感冒灭活疫苗免疫原性 Meta 分析 [J]. 中国疫苗和免疫 , 2016, 22(4): 449-457.

[53] 金其庄 , 王玉柱 , 叶朝阳 , 等 . 中国血液透析用血管通路专家共识 [J]. 2 版 . 中国血液净化 , 2019, 18(6):365-381.

[54] 李宁 , 陆敏强 . 器官移植受者接种流感疫苗的免疫原性及安全性评价 [J]. 新医学 , 2010, 41(10):695-698.

[55] 李小磊 , 庄大勇 , 周鹏 , 等 . 三发性甲状旁腺功能亢进的外科与西那卡塞内科治疗的对比分析 [J]. 国际外科学杂志 , 2018, 45(12):845-849.

[56] 李幼姬 , 樊均明 . 尿毒症患者的免疫功能状态 : 肾脏病临床选萃 (4)[J]. 新医学 , 1995, 26(9):490-490.

[57] 林碧珍 , 王丽珠 . 肾移植术后患者的出院饮食指导 [J]. 全科护理 , 2011, 9(34):3132-3133.

[58] 刘纯艳 . 器官移植护理学 [M]. 北京：人民卫生出版社 , 2008.

[59] 刘航，王智平，王建立，等．无透析肾移植与透析后肾移植临床效果比较 [J]. 天津医科大学学报，2008, 14(2): 238-241.

[60] 刘懿禾，于立新，王峪，等．肾移植术后肺部感染的常见原因和诊治原则 [J]. 中国医学科学院学报，2009, 31(3):276-279.

[61] 刘永锋，郑树森．器官移植学 [M]. 北京：人民卫生出版社，2014.

[62] 刘勇，黄焱．器官移植发展简史与现状 [J]. 中华医史杂志，2001, 31(1): 57-59.

[63] 柳东夫，王科，高振利，等．肾移植患者手册 [M]. 北京：人民卫生出版社，2011.

[64] 罗明，朱有华，王亚伟．尿毒症患者无透析肾移植与透析后肾移植的临床效果比较 [J]. 第二军医大学学报，2006, 27(10): 1063-1066.

[65] 罗用文，钱叶勇，范宇，等．贝那普利治疗肾移植术后红细胞增多症的疗效观察 [J]. 器官移植，2015(5):326-330.

[66] 马麟麟，石炳毅．中国实体器官移植受者血脂管理规范 (2019 版)[J]. 器官移植，2019, 10(2):7-17.

[67] 马艳春，翟秀宇，李红芹．影响肾移植术后移植肾失功的因素 [J]. 中国老年学杂志，2016, 36(18):4568-4569.

[68] 梅骅．泌尿外科手术学 [M]. 北京：人民卫生出版社，2008.

[69] 齐隽，闵志廉，朱有华，等．影响肾移植后人、肾长期存活的因素分析 [J]. 中华器官移植杂志，2004, 25(3):148-152.

[70] 钱叶勇，袁铭．肾移植实用全书 [M]. 北京：人民军医出版社，2012.

[71] 让昨天告诉今天：漫步世界肾移植的发展史 [J]. 中国组织工程研究，2009, 13(44): 8611-8612.

[72] 桑福德．桑福德抗微生物治疗指南 [M]. 42 版．北京：中国协和医科大学出版社，2012.

[73] 石炳毅，范宇．中国实体器官移植受者 BK 病毒感染临床诊疗指南 (2016 版)[J]. 中华移植杂志 (电子版), 2017, 11(2): 65-69.

[74] 石炳毅，贾晓伟，李宁．中国肾移植术后高尿酸血症诊疗技术规范 (2019 版)[J]. 器官移植，2019, 10(1):15-20.

[75] 石炳毅，贾晓伟．中国器官移植术后糖尿病诊疗指南 (2016 版)[J].

器官移植 , 2016, 7(6):407.
[76] 田野 , 郭宏波 . 移植药物手册 [M]. 北京：人民卫生出版社 , 2011.
[77] 王超 , 李涛 , 张健 , 等 . 中国肾移植术后并发恶性肿瘤趋势分析 [J]. 器官移植 , 2015, 6(3): 169-173.
[78] 王强 , 谯瞧 . 中国肾移植麻醉技术操作规范 (2019 版)[J]. 中华移植杂志 (电子版), 2020, 14(1):23-26.
[79] 王小祥 , 钱立新 , 张杰秀 , 等 . 同种异体肾移植术后肝损害诊断与治疗 (附 91 例报告)[J]. 中国现代医学杂志 , 2005, 15(10):1556-1557,1560.
[80] 王宇明 , 于乐成 . 肝脏炎症及其防治专家共识 [J]. 中华传染病杂志 , 2014, 22(2):94-103.
[81] 王质刚 . 透析与肾移植实用手册 [M]. 北京：北京科学技术出版社 , 2007.
[82] 吴小霞 , 刘佳 , 谢建飞 , 等 . 肾移植患者自我管理指南 [M]. 长沙：中南大学出版社 , 2019.
[83] 夏强 . 中国儿童肝移植临床诊疗指南 (2015 版)[J]. 中华移植杂志 (电子版), 2016, 32(1): 1235-1244.
[84] 夏穗生 . 中华器官移植医学 [M]. 南京：江苏科学技术出版社 , 2011.
[85] 徐涛 . 肾移植患者管理手册 [M]. 北京：北京大学医学出版社 , 2015.
[86] 叶剑锋 , 邱成 , 刘洪涛 . 血液透析 , 腹膜透析及肾移植对终末期肾病患者生存质量的影响及影响因素分析 [J]. 生物医学工程与临床 , 2020, 24(3): 310-314.
[87] 叶启发 , 明英姿 . 肾移植患者必读 [M]. 长沙：中南大学出版社 , 2007.
[88] 易铭裕 . 主观体力感觉在体育锻炼领域中的应用 [J]. 军事体育进修学院学报 , 2012, 31(4):115-118.
[89] 于笑笑 , 柳飞 , 陶冶 . 肾移植术后巨细胞病毒感染研究进展 [J]. 华西医学 , 2012, 27(4):630-633.
[90] 袁小鹏 . 肾移植理论与实践 [M]. 长沙：中南大学出版社 , 2006.
[91] 袁小鹏 . 心脏死亡器官捐献供者肾移植学 [M]. 广州：广东科技出版

社 , 2014.

[92] 张桓熙，李军，黄铭川，等 . 儿童肾移植 244 例次临床分析 [J]. 中华器官移植杂志 , 2020, 41(1):9-14.

[93] 张小东 . 肾移植临床用药 [M]. 北京：人民卫生出版社 , 2018.

[94] 张旭 . 泌尿外科腹腔镜与机器人手术学 [M]. 2 版 . 北京：人民卫生出版社 , 2015.

[95] 张雪山 , 况应敏 , 刘涛 , 等 . 肾移植术后肺部感染的诊疗 [J]. 国际移植与血液净化杂志 , 2016, 14(2):26-28.

[96] 郑克立 . 临床肾移植学 [M]. 北京：科技文献出版社 , 2006.

[97] 郑少玲 , 陈成水 , 李澄棣 . 肾移植术后卡氏肺囊虫肺炎的临床研究 [J]. 中华器官移植杂志 , 2002, 23(2):78-80.

[98] 郑世军 . 动物分子免疫学 [M]. 北京：中国农业出版社 , 2015.

[99] 中国营养学会 . 中国居民膳食指南 2016[M]. 北京：人民卫生出版社 , 2016.

[100] 中华人民共和国国家卫生和计划生育委员会 . 慢性肾脏病患者膳食指导 [S]. 中华人民共和国国家卫生和计划生育委员会官网 , 2017.

[101] 中华人民共和国国家卫生健康委员会 . 新冠病毒疫苗接种技术指南 (第一版)[J]. 中华临床感染病杂志 , 2021, 14(2):89-90.

[102] 中华医学会肝病学分会 . 慢性肝病 , 肝脏恶性肿瘤及肝移植患者新型冠状病毒疫苗接种快速指南 [J]. 中华肝脏病杂志 , 2021, 29(6):523-526.

[103] 中华医学会肝病学分会药物性肝病学组 . 药物性肝损伤诊治指南 [J]. 中华肝脏病杂志 , 2015, 23(11):810-820.

[104] 朱兰 , 蒋继贫 , 陈知水 , 等 . 儿童肾移植 111 例报道 [J]. 中华器官移植杂志 , 2020, 41(1):3-8.

[105] 朱兰 , 王筱啸 , 李娟 , 等 . 长期服用五酯胶囊减少他克莫司剂量对肾移植受者他克莫司药动学的影响 [J]. 中华器官移植杂志 , 2014, 35(9):533-536.

[106] 朱有华，石炳毅 . 肾脏移植手册 [M]. 北京：人民卫生出版社 , 2010.

[107] 朱有华，曾力 . 肾移植 [M]. 北京：人民卫生出版社 , 2017.

续表

获奖年度	获奖者	国籍	贡献及成就
1988	Gertrude Elion	美国	抗细胞增殖药物，硫唑嘌呤
	George Hitchings	美国	
1990	Joseph E.Murray	美国	器官移植与骨髓移植
	Edward Thomas	美国	骨髓移植

（2）器官保存技术：除了手术技巧，医生面临的另一个至关重要的问题就是器官保存，安全有效的器官保存是器官移植成功的先决条件。因为从供、受者血型鉴定、组织配型、受者选择，到供体器官的运输、受者的术前准备等过程都需要一定的时间完成。如何在此期间尽量保持离体器官的活力，并使之在恢复血液供应后迅速恢复功能，成为移植医生面临的巨大挑战。

早期的移植医生就建立了离体器官长时间缺血可导致器官组织和功能损伤的概念。1937 年 Bickford 和 Winton 采用低温保存法极大地延长了组织的存活时间，而后逐渐发展为低温无血溶液灌注保存，并成为目前国内外器官移植中心广泛应用的标准器官保存方法。

为进一步延长器官的低温保存时间，减轻缺血造成的损伤，科学家们对灌注液进行了更加深入的研究，采用含有多种电解质组分的器官保存液代替了单纯的生理盐水。目前具有代表性的器官保存液包括美国威斯康辛大学研制的 UW 液（the University of Wisconsin solution），以及我国海军军医大学（原第二军医大学）附属长征医院研制的 HC-A 液（hypertonic citrate adenine solution）等。以 UW 液为例，通过单纯低温保存可安全保存肾脏 30 ～ 36 小时、肝脏 12 ～ 16 小时、心脏和肺脏 6 ～ 8 小时。

在单纯低温保存技术发展的同时，采用机械灌注泵为离体器官建立体外人工循环的技术也应运而生，即低温机械灌注保存。1967 年 Belzer 等发明了一种带有脉冲泵的仪器，利用冻存的携氧血浆，在低温（6 ～ 10 ℃）、低压条件下灌注和保存犬肾达 72 小时。但由于设备复杂，限制了其在临床上的应用。然而，随着供体来源范围的扩大，老龄供者和心脏死亡器官捐献（donation after cardiac death，DCD）供者的纳入，导致原发性移植物无功能和移植物功能延迟恢复（delayed graft function，DGF）的风险增高，低温机械灌注器官保存也得到了越来越多的重视。目前已有多款肾脏灌注仪器获批上市，包括在欧洲及我国广泛应用的 LifePort（美国）、RM3（美国）以及 Kidney Assist（荷兰）等。

（3）免疫抑制剂：排斥反应是器官移植面临的最大风险，在免疫抑制剂出现以前，绝大多数器官移植的失败都与发生排斥反应有关。但是，早期的医生们并不明白为何移植物在受者身上不但不能发挥功能，甚至还可能导致受者的死亡，直到一位医生在第二次世界大战期间的一个具有划时代意义的发现出现。

1941 年正值第二次世界大战，新锐武器造成了数以万计的烧伤患者，巨大的创面不仅让患者丢失大量体液，还给细菌感染打开了“方便之门”。许多大面积烧伤的士兵或平民在备受折磨后，最终无奈死去。英国剑桥大学的彼得·梅达沃（Peter Medawar）（图 4-2）医生开始尝试用尸体皮肤覆盖烧伤创面，但是这些精心移植的皮片并不能像患者自己的皮肤那样存活、生长，它们最终都皱缩、干燥并完全脱落了。梅达沃医生观察到了这个现象，在之后的实验研究中他发现，受者对异体来源的组织具有排斥作用，而且这种机体对异体组织排异的现象具有获得性。首次植皮，皮片坏死脱落需要 10 天；而将同一来源的皮肤再次植皮，皮片只需要 5 天就会脱落。这个实验让人们意识到，拒绝外来组织、器官的是我们的免疫系统。进一步研究发现，白细胞是杀伤移植物的主要成分。

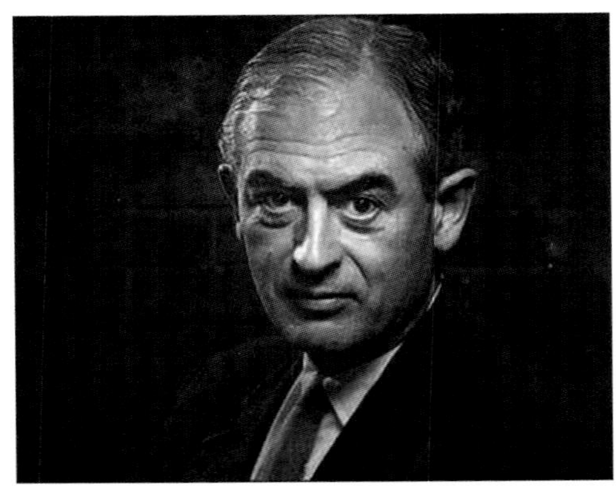

图 4-2　彼得·梅达沃（Peter Medawar）